得了癌症怎麼辦？

中山祐次郎——著

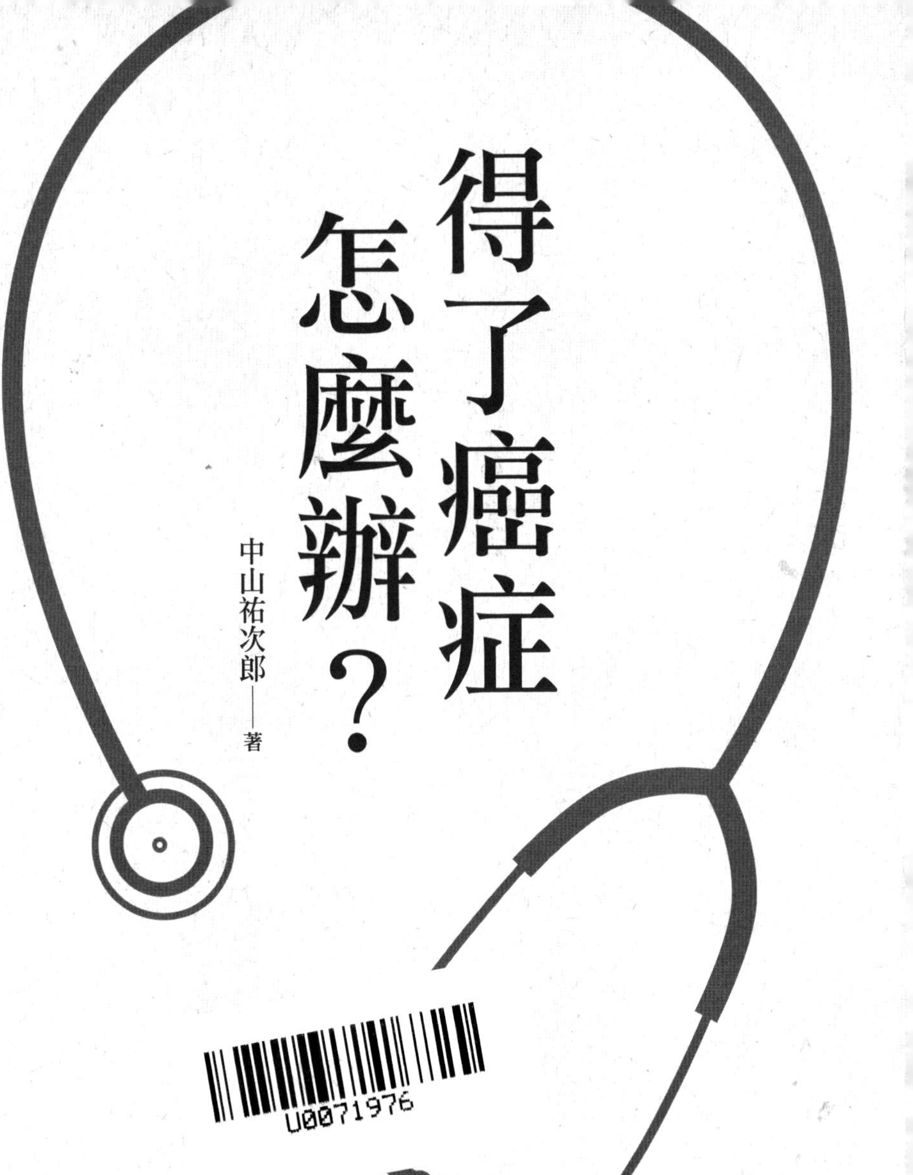

前言

為什麼癌症這麼地令人害怕？
為什麼癌症如此困擾著我們？
為什麼會罹患癌症？難道沒有可以避開的方法嗎？

大家好，我是外科醫師中山祐次郎。執醫十七年，專業領域為大腸癌。至今參與過的手術已超過二千件。診療過無數患者，除了開刀，也為他們開立抗癌藥物及提供安寧緩和醫療等。對大腸癌的研究也從未間斷。

自五年前開始，我多了另一個「作家」的身分，已經出版過三本著作。在「Yahoo! 新聞」和「日經商務週刊」等網站也刊登了我寫的醫療專欄。所以，如果說我的專長之一就是「用簡單明瞭的詞彙告訴大家難懂的醫療」，應該也不為過吧！

本書的系列前作《外科醫師的真心話》一出版即受到廣大的回響，成為熱賣超過十三萬本的暢銷書。身為作者的我當然非常欣喜，但更讓我感到驚訝。竟然有這麼多讀者想看這樣的書，證明了大家都不了解醫師是什麼樣的一份職業，而且不知道如何跟醫師溝通的患者更不在少數。

不止如此，正當我這麼想的時候，出版社編輯們給了我這本書的企畫案，而大綱中有好幾條衝擊性的項目。

「癌症真的能只靠飲食治好嗎？」

「只要把腫瘤切掉就行了嗎？」

這些問題太令我震驚了。我寫得出來嗎？我應該寫出來嗎？話說回來，目前市面上也沒有解答這些疑惑的書籍。仔細想想，這些內容不外乎就是患者們在診間詢問我的問題，或是熟人提出的疑問。

既然如此，為什麼之前從沒看過這一類的書呢？

能被稱為癌症專家的人，通常都是中年以上的醫師，在醫院也身兼數個要職。我本人三十九歲，是醫院的外科主任。在業界要找到一個能以這樣的年齡及職位的醫師，寫一本適合普羅大眾閱讀的書，機率微乎其微。因為寫書既無助於醫師的出人頭地，其所能得到的版稅，也只要做好醫師本職就能賺到。再說，大部分醫師除了論文之外，平常也沒有寫寫東西的習慣。

我想了想，除了我之外，沒有人能寫了吧！因為我本來就有寫作的習慣，而且我不僅是癌症專家，還是外科專門醫師，並且累積了豐富的經驗。基於以上種種因素，我決定動筆寫下這本書。

書中收錄了相當多有關癌症的資訊。我既然身為癌症醫師，當然會關注世界上的最新研究數據，因此我將它們彙整後再以淺白易懂的語句翻譯在這本書中。

不過，光以醫學論文的資訊是不足以說明有關癌症治療的現狀、醫師與患者的苦惱，以及該如何做適當的處理。這方面也只有在醫院面對各種癌症治療情況的現役醫師才寫得出來。我這個每天與患者們的病灶格鬥的「當事人」，將把自己所知道的不管好或壞都一五一十地寫出來。

換言之，結合「醫學研究結果」、「臨床經驗」，再加上「醫師的真心話」，架構成這一本具有深度資訊的書籍。

本書寫給關注癌症的你。罹患癌症的人數眾多，以一生中罹患癌症的機率來看，男性為六二%，女性為四七%。現在正在寫書的我，或是正在看書的你，我們其中一個都有可能在未來罹患癌症。而在確定罹癌之前，你必須先知道：癌症是在某種程度下可以預防的疾病。本書會以淺顯易懂的詞句介紹預防癌症的最新情報。

此外，也寫給有家人或是好友罹患癌症的你。書中會介紹許多該如何面對及鼓勵癌症患者的方法。

最後，寫給正罹患癌症的你。你不是一個人。罹癌也不是人生的終點。

你在變成一名癌症患者前，僅是一個普通人。而我，在你治療癌症的時候，想透過本書好好地陪在你身邊。因為，與癌奮鬥是有方法的。從選擇醫院、與主治醫師溝通的方法，以及癌本身的意義、為什麼抗癌藥物有副作用等等，所有在門診和病房無法跟病人說得完整的事情，我統統寫在這本書中。這不是一本理想論，而是現今日本是如何進行癌症治療的真相，全都實話實說地寫在書裡面。

身穿白袍在醫院的時候，我總是淡然地為患者進行手術與治療，幾乎不帶多餘的情感。可是，記憶卻深似海。有時我會後悔得夜不成眠，有時又恐懼得須借酒入眠，也曾經歷過重要的人被癌症奪走的痛楚。因此平常在醫院不能吐露的心事、對癌症的感受，也都在本書中暢所欲言。

衷心期盼本書能為懼於癌症的你、苦於癌症治療的你、或惱於與醫護人員之間關係的你，帶來一線希望。

目錄

第3章 如何找對醫師和醫院，建立良好關係？

第4章 預防癌症，這些做法有用嗎？

第5章 該不該做癌症篩檢？

第1章

醫師認為的「癌」是一種什麼樣的病？

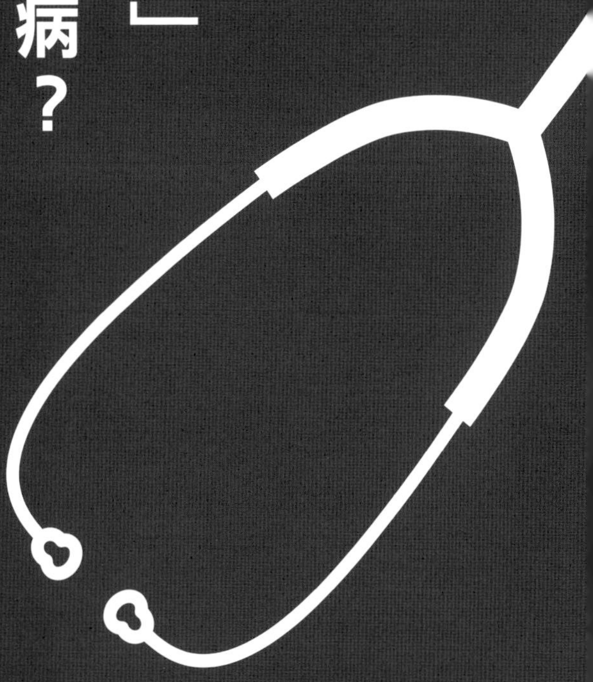

為什麼人會罹患癌症？

多數我宣告罹患癌症的患者，他們並沒有過著極不健康的生活，雖然偶爾會偷懶但也幾乎每年都有做健康檢查。那麼，為什麼還會罹癌呢？是遺傳？生活習慣？還是運氣不佳就碰上了？

事實上，我最常被癌症患者問到的問題都是「為什麼我會得癌症？」這句話中不僅隱含著對罹癌的怨氣與絕望，也帶有「我平常都很注重健康，到底是哪裡出錯了」的疑惑。就讓我來回答有關「為什麼人會罹患癌症？」這個問題。

癌症，到底是什麼？

所謂癌症，追根究柢就是基因異常引起的疾病，也就是「遺傳因子受損」。

把人類的身體細分來看，全身上下都可細分到「細胞」這個單位。也就是說，人類的身體是由細胞構成，舉凡皮膚、眼睛、指甲、心臟、肺臟、肌肉都是由細胞組成。而細胞數量約多達三十七兆個（早期稱六十兆個，但近年以這說法最為有力）。

每一個細胞裡面就好像是一座城鎮，分布著具有各種機能的組織。有類似發電廠的「粒線體」、像是港口或是海關的「細胞膜」、宛如區公所地位擁有中樞機能的「細胞核」。而基因就聚集在細胞核裡。要徹底說明人體基因有點困難。簡單來說，基因序列是由四種化學物質以各式各樣的順序排列而成，分別為「腺嘌呤（Adenine）、鳥糞嘌呤（Guanine）、胞嘧啶（Cytosine）、胸腺嘧啶（Thymine）」。這四個專有名詞，我們通常取其英文拼音的第一個字母「A、G、C、T」來稱呼。這些字母在細胞核裡面像是一篇長篇文章似的以「ATTGCGCTACG……」的形式排列著。它到底有多長呢？我們若用這四個字母做成一本書，並將它排列在圖書館，約可以排滿一整層樓，因為它的字母數量多達三十億。

這四個字母的排列順序就構成一幅人體的設計圖。好比電腦是以數字「0、1」的二進法運作，而人體則是由「A、G、C、T」建構完成。

令人驚訝的是，它們被好好地摺疊起來收納在極為狹小的細胞核裡面。接著，這四個字母形成的文字列再與數十個字母串聯，就是我們所說的一個基因。目前我們可以推定的是，有三十億個字母的文字列裡面含有二萬個基因。如果這字母轉換成別的字，或是有字母脫落，基因就會轉變，有時會轉變成癌細胞，若再繼續增生就會形成惡性腫瘤。

換言之，「所謂癌症，是指基因異常而引起的疾病」。異常又是指什麼呢？這是非常深奧的話題。舉例來說，有以下的情形：

・癌症基因：打開癌化基因的開關。
・抑制癌症的基因異常：為避免形成癌症而認真工作的基因發生異常，最後導致無法順利工作形成癌症。
・突發異常：基因失去功能而轉變成其他形式。
・表觀遺傳（epigenetics）的變化：讀取基因這幅設計圖的功能失常。

癌細胞每天都在產生

這裡我將說明一項很重要但與治療沒有直接關係的事實，那就是「人體每天都會產生癌細胞」。

細胞本是由細胞分裂而來。這時候，基因會被逐字逐句的複製。但它不是像影印機那樣一次全部複製，而是宛若職人般一邊看著手邊的範本一邊字字句句地抄寫。因為是這樣的作業方式，偶爾會發生抄寫錯誤的情況，我在前面所提到的「抑制癌症的基因」，就有發現抄寫錯誤並修正的功能及防禦系統。

但即便如此，也無法停止錯誤的產生。每當細胞增生，就會累積複製失誤與受傷的基因，其結果就是細胞「癌化」。一旦癌化的細胞增加，便會形成人類肉眼也看得見的腫瘤。事實上「癌化的細胞」每天都在產生。因此也有這麼一說：每天都有數千個細胞癌化，然後再被人類的免疫機能擊退。

那麼，基因為什麼會受傷呢？

理由很多，其中之一是「年紀增長」。一聽到年紀的問題，相信很多人都會感到困惑，不過，年紀增長確實是誘發基因異常的原因。其他如細菌、病毒等的感染也會發生基因異常，例如，子宮頸癌已確定是因人類乳突病毒而造成的。此外，暴露於放射線之下也會破壞基因。

前面所說都是事實，接下來則是我的感觸。

當了解人體的構造與機制後，我是這麼認為的：「人類原本就有罹癌的宿命」。或許聽起來有點哲學，但只要想到我前面提到的「癌症是因為基因異常引起」，就不得不這麼說了。

日本近百年的死亡率與死因變化
（1899～1998 年）

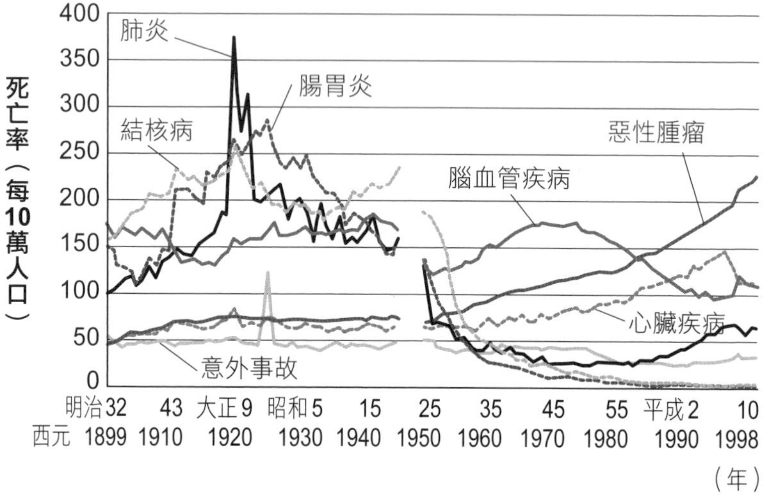

出處：根據日本厚生勞動省官網・1998 年人口動態統計月報年計（概數）的概況製作而成*1

人類史上，癌症是在何時出現的呢？

難道說，人類自古即受癌症之苦嗎？我認為不是。

回顧人類的數千年歷史，癌症並不是死亡的重要原因。癌症竄升為死亡原因的第一位（在臺灣與日本皆如此），僅僅是數十年之內的事。在此之前，造成人類死亡的是感染症而非癌症。感染症指的是結核病、霍亂等疾病。直到今天，世界上也還有不少國家的主要死亡原因為感染症。而在先進國家，由於疫苗、衛生保健等日益進步，感染症受到相當程度的控制，就不再是死亡的主要原因了。

請看右頁的圖表。這是日本政府所做的人口動態調查中的死因分析，開始調查的時期是從一八九九年起。

從圖中可以看出日本自一八九九到一九九八年間，占死因前幾名的分別是肺炎、腸胃炎和結核病，這些都是感染症引起。肺炎是因為細菌或是流行性感冒而引起，而造成曲線高峰的肺炎原因是「西班牙感冒」，它是當時席捲全世界的流行性感冒*2。在這個時代，死因的推斷還不是很成熟，而且仍舊遭受來自感染症的威脅。

一九八〇年代初，癌症（惡性腫瘤）一躍成為死因第一位，這是因為已大幅控制住全國的感染症，再加上高齡化人口逐年攀升的結果。一九八〇年是我出生的那一年，也不過經過了近四十年，感覺就像是最近才發生的。

「醫師想要切除惡性腫瘤」是真的嗎？

關於癌症，坊間流傳著許多謠言，其中之一是「醫師想要切除惡性腫瘤」。這給人的觀感，彷彿醫師是把「手術」當成了個人的興趣。然而，醫師真的想把惡性腫瘤切除嗎？我姑且就回答「想切」這個答案吧！怎麼說呢？請容我以外科醫師的身分來說明理由。

首先，腫瘤能否切除，並不是由外科醫師的技術決定，而是取決於「腫瘤的種類」與「腫瘤發展到什麼程度」。在此我要先將「能切除的腫瘤」一詞稍加修飾為「能切除乾淨的腫瘤」。

或許在早期有所不同，但現在，無論是哪家醫院哪個醫師，對於同一患者的腫瘤「要不要切除」幾乎都有一致的認定。換句話說，癌症的治療方針走到哪都是一樣的。可能也有人會問「有所謂的規則手冊嗎？」有的，實際上有類似規則手冊這樣的東西，我們稱之為「指引」。因為是指引，所以不見得要百分之百遵從，即使治療方式不同也不違法。然而現狀卻是，幾乎所有治療癌症的醫師都根據指引來進行治療。

開頭標題寫著「醫師想要切除惡性腫瘤」是真的嗎？老實說，這問題一點意義也沒有。想切還是不想切，醫師怎麼想？其實答案只有一個：該切的時候就要切，不該切的時候就不要切。如此簡單而已。「不該切除」也可以說是「不能切除」，真正意思是指「就算切了（＝即使開刀）也無法延長壽命」。

因此，「醫師想要切除惡性腫瘤」是真的。但前提是患者的腫瘤還在能切除的階段，有其治癒的可能性，這對醫師來說是相當開心的一件事。相反的，若是不能切除的腫瘤，也能預想患者之後會有多麼地辛苦。

醫師想切的是「能切除」的腫瘤

當然，我能理解各位並不期待這種感覺不切實際的答案。

大家所質疑的是，「醫師不在乎還能不能切除，而是為了自己的興趣、嗜好，拿患者們的身體來練習開刀啊！」

關於這個問題，我可以很肯定地告訴各位「NO」。如果醫師現在面臨的處境是，切跟不切的結果是一樣的話，外科醫師不會選擇切除。

話雖如此，但不同醫師之間的想法多少有點分歧，與大眾的想法之間也存在著若干距離。不過，關於癌症治療，則是嚴守前面所說的指引來決定「這病人的腫瘤應該要切除」或是「這病人的腫瘤不能切除須改以其他療法」。幾乎沒有一個醫師會不遵從指引，因為指引的依據來自大規模的研究結果，記載的內容全都是研究先驅們提出的好的治療方法（但仍有許多指引並沒有記載有關零歲以前的患者是否有切除腫瘤等資訊，而是由醫師們就個別患者的情況進行討論後決定）。

對醫師來說最重要的目標是：「治好病患，就算治不好也要替他們延長一點壽命，讓他們免於疼痛與折磨。」而且就我實際感受且觀察到的，至少在癌症這領域沒有不以此目標為己任的醫師。

但即使如此說明了，還是會聽到「真的嗎？」的懷疑聲浪。就讓我們再深入分析吧。

假設有一個很愛開刀且喜歡嘗試不同手術方式的外科醫師——黑男醫師（四十歲．匿名）。以及一位處在「腫瘤不能切除」階段的癌症患者。這名外科醫師診察過該名患者後說，「糟糕，看起來很棘手。幸好你遇到我，也只有我能幫你開刀了。那麼，我安排兩星期後進行手術！」

聽聞如此，各位想必會覺得這人真是可惡啊……

由於醫院每週都須召開例行會議，不僅是外科醫師，所有的醫師都要參加，並在會議上說明其所負責的病患目前的狀況及治療方針。

於是，到了隔週的會議上，黑男醫師提出「兩週後要幫這名患者開刀」。語畢，外科部主任立刻回絕：「他不能開刀啊！」其他外科醫師也紛紛追問：「真的不適合動手術，請問您是基於什麼理由呢？」黑男醫師先是語塞地答道：「那個……意思是說……」然後腦筋快速地一轉又謊話連篇地說：「這是患者提出的要求」。這一切都是因為他很想動手術而提出的苦肉計。「患者的要求，你都照單全收嗎？」外科部主任一臉困惑地提出質問。其他年輕的醫師們也都啞然失笑。結果就是取消手術。

其實，醫師有很多的會議要開，彼此之間也會互相把關。要是由醫師自己一個人進行治療，就會變得自以為是，誘導患者偏向對自身有利的方向。因此，在一個良好的醫療把關之下，絕不會任由醫師擅自決定治療方針。當然，違反業界常識的治療一旦曝光，便會造成很嚴重的問題。

「切除」為什麼有效？

切除，這個乍看很原始且單純的治療方式，為什麼在二十一世紀的今天效果仍是很好的呢？其基於的理由是「腫瘤切除乾淨就是治好了」這個性質。在這裡，我們先排除無法切除的白血病等癌症，以胃癌、大腸癌、肺癌和乳癌等固體形狀的惡性腫瘤來做說明。

在癌症治療方面，現今最能發揮療效的是「切除」，意即以手術切除腫瘤的方法。雖然還有抗癌劑、放射線等治療方式，但能根治的就是手術。如同我在前面說過的，腫瘤分為能切除的早期階段以及發展到無法切除的階段。

「徹底清除不殘留」是癌症手術的原則。要是切除掉九成的腫瘤卻留下一成，是毫無意義的。但幾乎很少人知道這點，甚至是曾為菜鳥醫師的我也覺得很不可思議。記得過去在某次會議上，一名資深的外科醫師發表「既然無法切除就別開刀了」的言論。那時我的想法是，能切除多少就有多少效果不是嗎？

但很遺憾的，手術當下還是無法切除乾淨。後來我才知道，那名資深外科醫師之所以會那樣說，是因為他看過不少患者身體還留有小部分腫瘤，而沒被切掉的腫瘤轉眼間又變大，回到跟手術前一模一樣的狀態。果然，一丁點腫瘤都不能留。

這不僅是我的經驗，我也知道像這種無法全部切除的手術（專業用語是Volume reduction：腫瘤容量縮減手術）是無法延長患者壽命的（也有部分癌症是有效果的）。

因此，為什麼說「切除」是有效果的呢？那是因為只要把惡性腫瘤完全切除乾淨就有效了。

為什麼醫師無法斷言「開刀就好了」？

前面談論了一些比較嚴肅的內容，接下來我將具體說明有關「癌症是否切除了就會好？」雖然我在前面說過「切除」是最為有效的方法，但關於這問題，我卻無法明明白白地回答你Yes或No。

請問大家，在一聽到「癌症」時，腦海裡會浮現出什麼樣的畫面呢？是某位名人的親身經驗？還是家人、親戚或熟人當中，有人因罹癌而生活得很辛苦呢？

首先，在我們進入有關「癌症是否切除了就會好？」的話題之前，要有一個基本的觀念，那就是「惡性腫瘤」分三種。

1. **上皮性惡性腫瘤**
2. **非上皮性惡性腫瘤**
3. **造血器官的惡性腫瘤（血癌）等**

以下依序說明這三個專業的醫學用語。

「上皮性」簡單來說是「構成身體外側及各種腔、道、管、囊之表面」的意思。在這裡也包含食物經過的場所。換句話說就是指從口腔、食道、胃、小腸、大腸到肛門，也包含與這些器官相連的肝臟和胰臟等。「上皮性惡性腫瘤」就是發生在這些部位的惡性腫瘤。具體而言是指，口腔或是喉嚨的癌症（喉頭癌、咽頭癌、舌癌等）、胃癌、大腸癌、呼吸系統的肺癌、子宮癌、卵巢癌、乳癌。

出現在前述以外部位的癌，則屬於「非上皮性惡性腫瘤」。不過，我們通常以「肉瘤（Sarcoma）」稱呼。我想應該有許多人都聽過骨肉瘤（Osteosarcoma）吧！除了骨肉瘤之外，還有：軟骨肉瘤（Chondrosarcoma）、橫紋肌肉瘤（Rhabdomyosarcoma）、平滑肌肉瘤（Leiomyosarcoma）、脂肪肉瘤（Liposarcoma）、血管肉瘤（Angiosarcoma）等等。肉瘤是一種罕見的腫瘤，病理上的診斷相當困難。

最後是「造血器官的惡性腫瘤」。「造血器官」顧名思義，就是「製造血的器官」。一般人可能不太知道人體裡的造血場所，但一定聽過「骨髓」，也就是骨頭裡的空洞部分。主要集中在胸部和腰部等的扁平骨頭裡面。來自骨髓的惡性腫瘤即是血液的惡性腫瘤，也就是我們熟知的「血癌」。不論是造血器官的骨髓長出惡性腫瘤或淋巴結的細胞轉成惡性，都稱為造血器官的惡性腫瘤。

切除是個什麼樣的治療方法？

我為什麼要先做上述說明呢？因為它和「能不能切除」有著密切的關係。

這裡，我們再深入一點思考「癌能不能切除」的「切除」之意。

醫學上所說的「切除」，意指切開患部並從裡面取出的意思。我以外科醫師暨切除專家的身分告訴你，並非什麼都可以切除。

前面提到的那三種癌之中，原則上「造血器官的惡性腫瘤」是無法切除的。因為這類型的惡性腫瘤多半會藉由血液和淋巴流到全身各處，即使切除了一部分也還是無法全部清除乾淨。例如，當血液成分之一的白血球變成惡性腫瘤（白血病）時，治療方式是採降低骨髓功能，然後輸入非惡性的血液取代惡性血液，稱做骨髓移殖（或造血幹細胞移植）。

它的治療順序單純，重點如下：

以最大劑量的抗癌藥物．放射線治療，殺死所有血液細胞

↓

輸入與患者血液相符的血緣關係者的造血幹細胞

一般來說，「造血器官的惡性腫瘤」的治療不會有「切除」的動作，而是投以抗癌藥物和放射線治療。

那麼，其他的癌症治療方法又是如何呢？

像是胃癌、肺癌、乳癌、大腸癌等的「上皮性惡性腫瘤」，主要的治療方法是手術。可是，切除後的傷口會痛又會留下疤痕，任誰都希望能有一種不需切除的治療。那為什麼「切除」手術仍被視為最有效果的治療方式呢？

理由是「因為切除乾淨就能根治」。根治的意思是，從根本治癒的狀態。換句話說，那是一個能斷定「癌症治好了」的狀態。

以目前的醫療技術來看，對於「上皮性惡性腫瘤」這類的癌症，根治的治療原則是手術。當然也有例外，那就是腫瘤還處在相當早期的階段，是不需要開刀的。但也不能就這麼放著不管。如果是大腸癌，是在做大腸鏡檢查的同時進行切除。胃癌和食道癌也是一樣，既能免除手術又能根治的治療技術稱為「內視鏡黏膜下剝離術（ESD）」，日本在此技術上已領先全球，堪稱世界第一。我的好友港洋平醫師，為傳授這項技術，獲得瑞典醫院兩年的聘任，於當地教授這種治療方法。

我在這裡補充說明最近的醫療現況，為求根治癌症，手術與抗癌藥物、放射線治療合併進行的治療方法有逐漸增加的趨勢。

若無法切除又該如何呢？

不過，即使是乳癌、大腸癌等的「上皮性惡性腫瘤」，也有不適用「切除」的情況，那就是「已經遠端轉移的時候」。

癌細胞從原發臟器轉移到其他部位的情形，就是遠端轉移。例如，胃癌轉移到肺臟、大腸癌轉移到肝臟。主要是剝落到血液裡的癌細胞隨著血液在身體裡遊走，然後在其他部位繼續繁殖生長的現象。很遺憾的是，遠端轉移的治療很難根治。雖然還不至於為零，但根治的機率並不高。

為什麼呢？就如同我前面說明的，因為癌症手術有其原則性。

「如果無法完全切除乾淨就毫無意義」指的就是這個意思。

當然也有例外的情形，不過幾乎所有的情況都適用此原則。也就是說，留下一點點的癌細胞一點意義也沒有。我一再強調的「沒有意義」，是指留下來的細胞會再繁殖並且再形成惡性腫瘤，無法達到根治的效果。

當預先料想到手術的結果會是「癌細胞幾乎都切除了，但留下了極小的一部分」時，基本上是不會進行手術的。簡單來說就是「癌症遠端轉移時不會開刀」。

「要不要切除」還會依腫瘤的種類不同而有不同的做法。例如，我們常見癌細胞轉移

癌症發展的程度

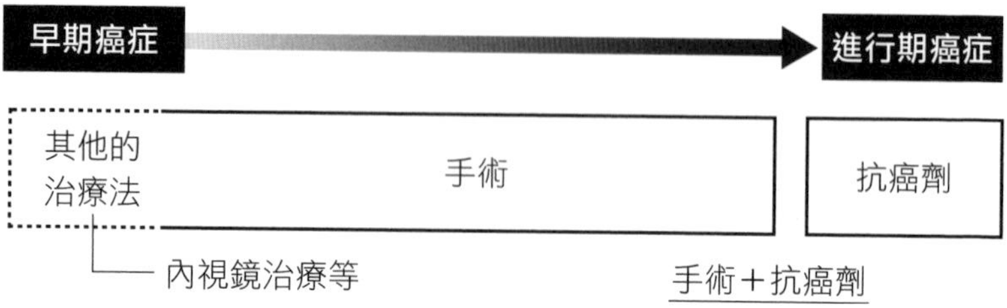

隨著時代的進步

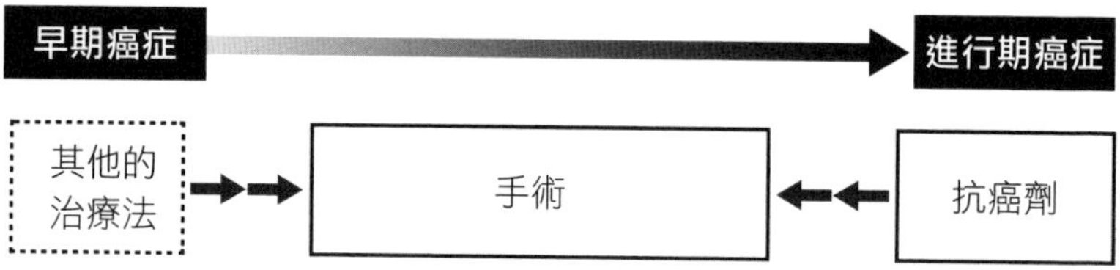

到肝臟的情形，如果這癌細胞是從大腸癌轉移到肝臟的話，就會把肝臟上的腫瘤切除。可是如果是從肺癌或乳癌轉移過去的話，基本上是不會切除肝臟上的腫瘤。這是因為大腸癌的特殊性質——「即使轉移到肝臟，只要開刀切除就有根治的可能」。

從時代的變遷來看，針對早期癌症，今後會出現更多手術以外的簡單治療方法。我預測，適合「切除」這選項的患者也會越來越少。而且，也會在談論到要不要「切除」時附帶一句「有例外」。

為什麼癌症會「復發」？

繼「癌症是否開刀切除了就會好？」的疑問之後，這裡要思考的是「為什麼癌症會復發？」這兩個問題之間有著密切的關係。

所謂癌症復發，簡單來說「從形式上來看，癌細胞已經從身體消失，卻又再度出現的狀態」。這裡所說的「形式上」與前面說明的切除手術也有關係。因為就治療的結果而言，要判斷癌細胞完全從患者的身體消失是幾近不可能的。這又是為什麼呢？

我們這些專門治療癌症的醫師，會透過CT（電腦斷層掃描）、MRI（磁振造影）、PET（正子造影）等各種檢查來掌握患者體內的癌細胞狀況。治療前、治療中甚至治療後的數個月，都會做多次的檢查來確定身體哪裡還有癌細胞。

不過，癌細胞會再出現，意味著檢查有其極限。即使檢查結果判定「沒有癌細胞」，但若從細胞等級來看還是有可能殘留在體內。

而CT檢查雖然能夠詳細看到體內的狀況，但又擔心放射線對身體的影響，最多只能拍到五公釐的斷片影像。因此，如果這一張和下一張X光片之間有一個大小二公釐的腫瘤也不會被發現。雖然二公釐的腫瘤不算小，但假設有數十個其百分之一大小的癌細胞剝離，那麼無論做什麼檢查都無法檢查出來。

因為檢查有極限，嚴格來說醫師要斷定「患者的體內已經完全沒有癌細胞了」是不可能的事。

如同前面說過的，只需要有少數幾個癌細胞就能無限繁殖下去。因此，「復發」的意思不是「癌細胞已經從患者的身體消失，卻又再度出現」，正確來說應該是「從檢查來看好像完全從患者的身體消失了，但實際上癌細胞還殘留在體內，於是再度繁殖增生。」

因此，「為什麼癌症會復發？」這個問題的答案是，「一開始，癌症就沒有完全治好，殘留下來的癌細胞再度繁殖，並在檢查的時候再被發現」。

腫瘤的「惡性」是什麼意思？

我們會聽到醫師說「這腫瘤是惡性的」，不過「惡性」是指什麼呢？腫瘤可分為惡性與良性，因此身體有腫瘤不等於有癌症。在醫學上所謂的「惡性」含有下述的意思。

1. **自行繁殖（自律性繁殖，細胞自然死亡消失）**
2. **破壞周遭環境，藉由血液和淋巴液移轉到他處（浸潤・轉移）**
3. **剝奪營養（惡液質）**

具有這些性質的就稱做「惡性」。相反的則稱為「良性」，良性和惡性僅有一線之隔。即便是良性也會自行繁殖、破壞周遭環境、轉移到他處。基本上，「良性腫瘤沒有生命危險，惡性腫瘤則攸關性命」（但有例外）。像是長在腦裡的髓膜腫等，雖是良性腫瘤，但它生長的地方對腦功能有不良的影響。＊3

癌細胞是非常強韌的，即便在殘酷的環境中也不會死亡，會持續地繁殖下去，復發能力很強。和感染症比起來，癌症要難對付得多。感染症的代表之一「流行性感冒」，只要治好了是不會再復發的。就算是感染性腸炎，經過一個月的治療，再復發的機率也是微乎其微。可是，惡性腫瘤有個很討厭的性質，那就是會一直靜悄悄地居住在人體裡面慢慢地繁殖，經過一年、二年，有的甚至十年才又再度出現。

*1 https://www.mhlw.go.jp/www1/toukei/10nengai_8/hyakunen.html

*2 日本國立感染症研究所・感染症資訊中心
http://idsc.niid.go.jp/disease/influenza/pandemic/QA02.html

*3 Pulmonary and pleural metastases from benign meningeal meningioma: a case report. Ann Thorac Cardiovasc Surg. 2014;20(5):410-413. Epub 2013 Jan 31.

* 「為什麼人會罹患癌症?」一節內容參考自《トンプソン&トンプソン遺傳醫學（Thompson & Thompson Genetics in Medicine）》撰寫而成。

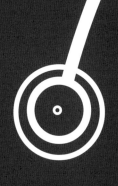

第2章

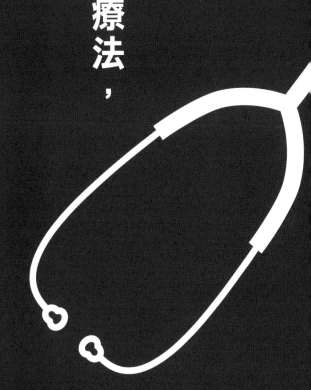

從手術到藥物療法，醫師怎麼看？

醫師是依個人喜好選擇治療方法嗎？

「醫師是依個人喜好選擇治療方法嗎？」我偶爾會被問到這個問題。

事實上，醫師不會一開始就直接判斷「把它切除吧！」或是「給這名病人抗癌藥物試試看吧？」

如同我在第一章談過的，切除手術的前提必須是「切掉後能痊癒嗎？若是能延長壽命的話就切除」。什麼情形的患者需要開刀？什麼情形的患者不需要開刀而是投以抗癌藥物治療？這些都是按照「指引」來決定。絕對不會是看醫師的心情或行事風格而決定。

因此，投以抗癌藥物的治療也不會是按醫師的喜好來決定。而是根據世界上所有國家的研究結果來決定「這名患者是否適合抗癌藥物？如果適合，最好的抗癌藥物是什麼？」

本章節將一五一十地跟大家談談癌症的治療方法是如何決定的？首先，先介紹癌症療法的種類。

談到有關癌症的治療，所有相關書籍一定會羅列「三大療法」，並以這三大療法做為治療癌症的主要方法。

1. **手術**
2. **抗癌藥物（＝化學療法）**
3. **放射線治療**

除此之外還有「內視鏡治療」和「免疫療法」等各種治療方法，為了讓各位更容易了解，就以前述三種療法來思考。

以下先簡單說明三種療法的差異。

「手術」顧名思義是指「開刀切除不好的部分」，「抗癌藥物」則是以藥物消滅癌細胞，而「放射線」即是照射放射線消滅癌細胞。無論是哪一種治療方法都各有利弊，不過，接下來我將談談最重要的部分。

那就是，「將這三種治療方法互相搭配使用時，根據癌症的種類不同就會有完全不同的搭配方法」。再者，「也會根據癌症發展到哪個階段進而改變其治療方式」。由於很少看到有相關書籍談論到這一點，因此，我想在這裡跟各位談一談。

什麼是癌症的期數？

在具體舉例說明之前，先解釋在醫學上用來表示癌症發展到哪個階段的「期數」。當我們罹患癌症時，一定會聽到醫師跟你說「你的某某癌是第X期」。期數的意思就是指「發展程度」，分0～4期，0是最早期，4是末期。為方便讀取，通常會用阿拉伯數字的「1」「2」來記錄，不過最常用的還是羅馬數字的「Ⅰ」「Ⅱ」「Ⅲ」「Ⅳ」。

一般人可能都不清楚，其實，期數會根據癌症的種類而有完全不同的規則。換言之，大腸癌有大腸癌專用的期數，胃癌有胃癌專用的期數。絕大部分都是世界通用的期數。

早期癌症如何治療？

那麼，「將這三種治療方法互相搭配使用時，根據癌症的種類不同就會有完全不同的搭配方法」是什麼意思呢？我以我的專門領域「大腸癌的治療」來說明。

假設某位病患檢查出罹患了最早期的0期大腸癌。他的癌細胞只生長在大腸的最裡面（稱做黏膜的地方）。在淋巴結或是其他臟器都沒有發現癌細胞。

因此這名病患的首要治療選項是「內視鏡治療」，這是一種利用大腸鏡進行治療的方

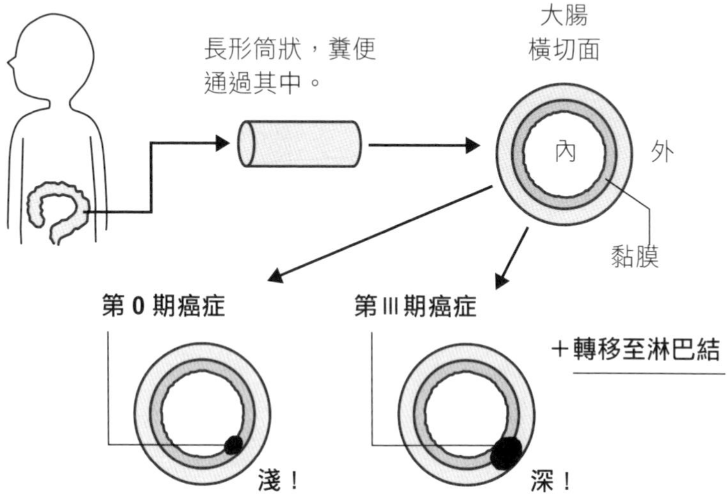

式。內視鏡起初只是一種查看腸子內部的細長型鏡頭，而現在的內視鏡搭載多項功能，其功能之一就是從鏡頭的旁邊伸出一個像是圈圈的東西，從這裡釋放出電流並切除癌細胞或是瘜肉。這個圈狀物也能再收回到鏡頭旁邊。

這名病患的癌症治療就到這裡結束。之後則是每隔數個月到一年，接受大腸鏡或是CT檢查來看看是否再度復發。

第Ⅲ期癌症又該如何治療？

至於大腸癌第Ⅲ期的患者又該如何進行治療呢？如上圖所示，癌細胞已經深深地長進大腸壁裡，而且也已轉移到旁邊的淋巴結。順道一提，轉移到旁邊的淋巴結時，通常還不適用於遠端轉移治療（參考第27頁）。

當被診斷為第Ⅲ期時，無論是要在日本還是在全球任何一個國家接受治療，醫師會建議採取的方式是手術。

那麼，為什麼不能做跟第0期一樣的內視鏡治療呢？關於這個問題有兩個理由。第一，因為癌細胞太過深入到大腸壁裡面，若是以內視鏡切除的話，會使腸子出現孔洞。腸子一旦破洞，腸子裡面的糞便會跑到整個腹腔造成腹膜炎。腹膜炎的病患，肚子會劇烈疼痛且發燒，放著不理會有致命的危險。

第二個理由是，內視鏡無法切除遭到癌細胞轉移的淋巴結。但，淋巴結若是在癌細胞附近，開刀的時候就會一併摘除。如果轉移在可切除的範圍內，屬於第Ⅲ期；若是更遠的淋巴結轉移就是第Ⅳ期。

手術結束後，醫師會將切除下來的腫瘤拿去做病理化驗。當化驗確定為第Ⅲ期時，會在術後的一、二個月，等身體恢復元氣時再開始使用抗癌藥物。這是因為「使用抗癌藥物會降低復發的機率」，此法也是透過大規模研究獲得的結果。因此，無論是哪一間醫院哪一個醫師，通常都會使用抗癌藥物。當然也有例外的情形：不想使用抗癌藥物的患者、癌症之外還有其他疾病導致全身狀況不佳的患者。

前面已舉出大腸癌第0期與第Ⅲ期的具體例子，若是其他癌症又另當別論。像這樣的治療組合，主要還是依「指引」來進行。關於指引將在下一節繼續說明。

治療策略是誰決定的？

前面介紹了癌症的三大療法，這些療法又是怎麼被選出來的呢？當然不會是主治醫師獨斷決定的。而是有一本名為「指引」的範本。

指引，主要是由醫學會製作。例如，乳癌的指引由日本乳癌學會製作，肺癌的指引由日本肺癌學會製作。醫學會主要是由一群醫師集結起來的專家團體，有大學教授、也有剛成為醫師的人，大家可以自由加入跟退出。所有專家們集合起來，共同決定什麼樣的治療方法最好，再將成果公諸於指引。

就我所知，每一位醫師都會先去鑽研與癌症患者有關的專業領域指引，再決定患者的療法。因此，在日本國內的任何一間醫院大致都是採取相同的治療方針。這裡所說的「大致」，其大方向的意思是「因為是某某癌第X期，所以先投以抗癌藥物，之後再進行手術」。此外，抗癌藥物的種類與劑量必須一致。

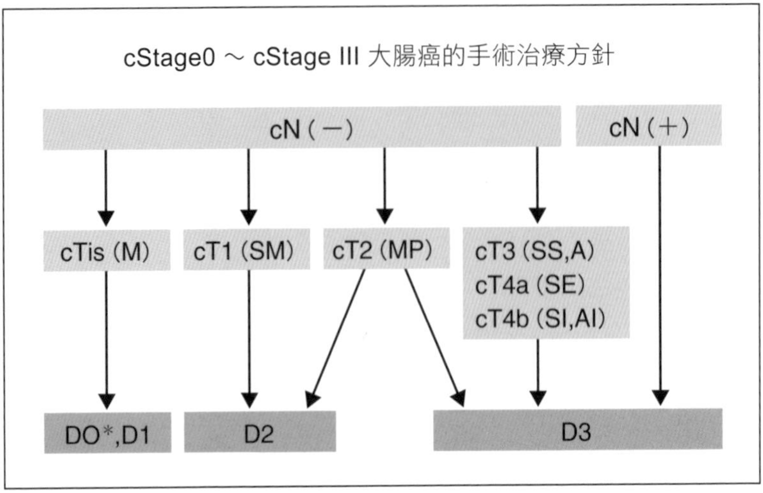

* 直腸癌的治療包含局部切除術

出處：根據日本大腸癌治療指引 · 2016 年醫師專用版製作而成

不該過度依賴醫療指引

我將在這裡談一談有關於「指引」的個人看法。

指引的確提出了一些基本的治療方法。雖然有的醫師會將指引奉為金科玉律，認為「不根據指引進行治療的醫師就是犯罪」，但實際也不盡然如此，須視情況而定。假設眼前病患的治療方針與指引不同，選擇對此病患最好的治療方式也是醫師的職責之一。

而我個人認為，只根據一本指引進行相同治療是很奇怪的一件事。每個患者的年齡、臟器功能（健康程度）、想法都不同，但因為遵循指引，而對癌症發展程度相同的患者進行相同的治療，是極為粗暴的行為。指引不過是一本概要書。專業醫師的職責是以指引為基礎，針對不同的患者做不同的調整。

但很遺憾的，當有醫療糾紛時，指引也是做為訴訟的防禦對策。主張「因為是根據指引進行治療的，就不會被告了吧！」的醫師也大有人在。根據某個熟識的法官所言，在現代的醫療訴訟上，法官「相當重視指引」。

指引是在近三十年才發展起來的。對於提升日本的癌症治療，有著出人意料的威力。在此，我想要糾正部分的醫師，停止「只要根據指引就沒錯」的想法。不僅限於癌症，所有光是遵從指引來施行治療的情況，都被戲稱為「COOKBOOK MEDICINE」，指像對照食譜做菜一樣，只會照本宣科。

近來，也有適合患者閱讀的指引相繼出版。內容簡單、解說平易近人，各位可以買來參考。當然，市面上也有寫給醫師看的指引書（或是從各大醫院的官網等處閱讀公開資訊），有興趣的話不妨研究看看。

＊編按：國家衛生研究院的「臺灣癌症臨床研究合作組織（TCOG）」針對臺灣主要癌症，邀集國內各大醫院的相關醫師，綜合本土治療方式，並參考國外醫學資料，編撰了「癌症診斷及臨床診療指引」，提供相關醫師治療參考及病患就醫。

如何面對抗癌藥物的副作用？

抗癌藥物是非常有效的治療方式，然而，在一般人既定印象中有不少副作用也是不爭的事實。代表性的副作用如：「噁心想吐不舒服」、「一直掉頭髮，精神上的打擊很大」等等。

那麼，為什麼服用抗癌藥物會想吐或掉頭髮？為什麼會有副作用呢？簡單來說就是抗癌藥物具有「攻擊癌細胞、攻擊自己的身體，全身上下任一處也不放過」的特性。不過，最近也有持不同看法的聲音出現。

從歷史層面來看，抗癌藥物是從毒瓦斯提煉出來的。雖然有醫師認為在此事實之下「抗癌藥物是很危險的」，但這並不正確。因為像是敏畢瘤凍晶注射劑（vinblastine）和敏克瘤注射液（vincristine），就是從觀賞用植物「日日春」提煉而成的。*1

抗癌藥物的發展歷史很短，至今只有五十年左右，藥物的種類也相當多。話雖如此，更令人驚訝的是即使到現在，有些抗癌藥物竟然仍與三十年前相同。

我們都期望藥物更加有效、能夠延長患者壽命。事實上，抗癌藥物的發明也有顯著的進步。例如，我專精的大腸癌領域，三十年前第Ⅳ期的患者接受治療後平均只能再活六個月，但在最新的研究成果治療下，平均壽命能延長到二年半。這就是抗癌藥物的進步與研究的結果。今後，這數字也會越加延長。

噁心與掉髮一定會發生嗎？

很多人容易忽略的癌症藥物副作用，也是需要被關注的事情。

說到抗癌藥物的副作用，各位會聯想到哪些呢？

・噁心、嘔吐
・腹瀉
・倦怠
・掉髮
・手腳麻痺

在這些副作用之中，給人最深印象的就屬「噁心」和「掉髮」了。

我是外科醫師，也是為大腸癌患者進行抗癌藥物治療的專家。但以我的經驗來說，幾乎沒有人出現「噁心」的情形，這是因為只要有一點點想要吐的感覺，就能利用止吐藥緩和狀況。這出乎意料的結果，全拜止吐藥的發明與進步。我也向護理師們確認過，幾乎沒有病患出現很嚴重的噁心嘔吐情形。

那麼，「掉髮」又是怎樣的狀況呢？

大家熟知的掉髮情形，是乳癌患者大量使用抗癌藥物產生的副作用。年輕女性也會罹患乳癌，而伴隨掉髮帶來的精神上的痛苦，可說是極為嚴重的副作用。以目前的醫學技術還無法克服掉髮這個副作用。雖說在停用抗癌藥物後約三個月，頭髮會再生，但還是有不少人在治療後的一、二年都還戴著假髮或是帽子。*2

前偶像團體SKE48成員的矢方美紀，在二十五歲時被診斷出罹患乳癌，也接受了手術、抗癌藥物治療以及荷爾蒙療法。果然，她在接受抗癌藥物的治療階段就開始掉髮，即便如此仍舊戴著假髮繼續從事演藝活動。她曾公開出席以癌症啟發為主題的活動場合，當時也是頂著一頭假髮。是一位相當活潑可愛的藝人，也曾表示「戴假髮好癢也好熱」。

此外，她還在ＮＨＫ網站架設「乳癌日常」網頁，以動畫的方式細說治療與副作用。每隔二、三天就更新一次，非常真實。我很佩服她的勇氣，也推薦各位去看看她的故事。

隨時代進步的抗癌藥物

最後再來談談有關抗癌藥物的進步。我在前面說過「目前仍使用與三十年前相同的藥」，然而，早期的藥加上新的技術，相繼出現效果良好的藥物。

其中之一就是「標靶藥物」。簡單來說，標靶藥物只會攻擊癌細胞，不會去破壞非癌細胞的正常細胞，與傳統抗癌藥物相較，副作用少、成效高。此外，近兩年才問市的「保疾伏」（Opdivo，免疫檢查點抑制劑），更是副作用少、效果佳的免疫藥物。

但有一個問題就是「價格昂貴」。在日本，病患若利用高額醫療費用補助制度，自付額就能減少許多。以日幣五十萬以上的藥價來看，每個月只需支付日幣七至十萬。

英國是世界第一個研究醫療成本效益（請把它當作性價比）的國家，是許多先進國家中採取最為嚴厲政策的國家。被人民認為理所當然使用的抗癌藥物，卻被政府勸導禁止使用，理由竟是「儘管效果高但是價格太貴了」。不過，因遭受到憤怒的市民團體的反對，目前則是成立「抗癌藥物基金」，再由此基金來支付相關費用。若要深究由全體國民來支付高價藥物這點，絕非事不關己，而是與我們每個人都息息相關。

＊編按：眾多標靶藥物中，即使是有納入健保給付的品項，也非人人都能符合規定使用，因此對病患帶來的負擔不小。例如前文提到的「保疾伏」，如每兩週注射一次，在臺灣每月藥價大約是新台幣二十至三十萬。

聽說醫師自己都不用抗癌藥？

「醫師罹癌時都不使用抗癌藥物！」各位應該都曾在書上或是雜誌上看過這樣的標題吧。不過，「為什麼只提抗癌藥物？而不提手術和放射線呢？」還是說，這件事很有可能是事實？

在此我要老實地跟各位說，如果有一天我自己得了癌症，會怎麼治療？

首先，一定會使用抗癌藥物。理由如下。

在癌症治療的世界裡，有一個名為「標準治療」的治療方式。這其實就是前面談到的「指引」中所記載的治療方法。什麼是「標準」呢？

以日本的「松竹梅」套餐來舉例說明吧！一般來說，松竹梅有等級之分，「松」表示最上等，其次是「竹」，最低階的是「梅」。有許多人認為標準治療就像「松竹梅」套餐中的「竹」，屬於「中等」料理。然而，事實上，標準治療指的是最高級的「松」的意思。這是光從字面去解讀所帶來的誤解。

那麼「標準治療」又是如何形成的？首先，集合約二十名左右的專家組成一個團隊。再來，蒐集世界上的研究成果進行「哪種治療方法最好」的客觀討論，最後根據臨床上的實際狀況歸納整理。以「大腸癌治療指引」為例，就必須審查多達一萬二千本的論文，再從中選出二千三百二十本。而且也要將討論得很細微的內容寫下來，如「成員之間一致認同」或是「意見分歧」。這比起醫師獨自一人思考判斷治療方法更值得信賴。

而我說「一定會使用抗癌藥物」的意圖，正確來說應該是「一定會進行當今最好的標準治療」。癌症的標準治療一定都是使用抗癌藥物的治療。不會因為厭惡抗癌藥物就不使用。在這層意義之下，接下來我想與各位一同思考的是，為什麼有人對於抗癌藥物會投予負面評論呢？

醫師應該有收賄吧？

在相反的論調中可能會出現如下的意見。

「製作指引的醫師都會收到藥廠的錢，哪裡還有信用可言呢？」

這真的是某種意義上的指責。的確多數製作癌症指引的專家們，是會收到來自藥廠的錢，而且還不只一家公司，但是這些錢並非賄賂，一般都是演講的報酬和研究贊助費。

由於是在這種情況下收到的錢，不免讓人臆測醫師會「推薦某某藥吧！」當然，不能說完全沒有影響，但醫師們也不至於那麼容易被牽動。因為，指引是根據極為龐大的研究結果製作而成，若利益只偏向某家藥廠，絕對會被身為使用者的醫師們拆穿。再說，指引的內容不會依成員個人的主觀意見來決定，而是由是否具有效果的論文來決定。成員至少是十人以上，因此，少數不同的意見很難被採納。

況且，有的指引上也會大方公開「某醫學會委員一年收到來自某藥廠日幣五十萬以上的演講報酬」這樣的資訊。

我們來看看使用最多抗癌藥物與荷爾蒙療法的乳癌指引。指引上會公開某個參與製作指引的醫師，一年收到來自A公司、B公司、C公司合計日幣五十萬以上的「演講費與出席會議的報酬」，以及一年收到C公司日幣五十萬以上的「撰寫手冊等的稿費」。

「哇！可以拿到那麼多錢啊？」或許有人會這麼說。不過，能這麼地詳細公開透明，我覺得很誠實。（只是，多數的演講對象都是醫師，也都是藥廠為了推銷自家藥品而舉辦的演講會，可能一般人並不認為有那麼單純。）

為什麼會發生得安穩（Diovan）事件？

根據這些理由，製作指引的專家們收取藥廠的金錢這件事本身，對指引的內容應該不會有那麼大的影響。

但另一方面，藥廠又必須戰略性地拉攏具有影響力與發言力的醫學大學教授，或是如癌症中心主任之類，我們稱之為KOL（Key Opinion Leader，關鍵意見領袖）的醫師。掌握這群人是藥廠的重要推銷戰略之一。

例如某次，我以醫師的身分參加演講會，看到這樣的現象，「咦，那不是前不久才在競爭對手藥廠的演講會上發表的醫師嗎？轉變好快啊！」原來，他在演講會上，並非把沒有效果的東西說成有效果，而是說明有效果的使用方法。

基本上，與研究有關的金錢不是處在灰色地帶，就我所知都是清清白白的。怎麼說呢？因為如果沒有藥廠參與藥品的開發，幾乎不可能完成。而且如果想要確認某個藥物的效果，需要好幾百人份的藥物，甚至需要以億為單位的超大金額。因此，少了企業的參與是不可能進行醫學研究的。

不過，醫師們與藥廠間也會發生利益衝突。例如「得安穩事件」，這是某藥廠的員工竄改數據的事件。製造降血壓藥「得安穩」的諾華（Novartis）藥廠，其員工在以醫師為主導的研究中，將數據竄改為有利於自己的公司。這事件造成相當大的衝擊，但卻因沒有相關的法律約束，一審、二審都判公司及員工無罪。在這之後，日本政府頒布了新法律（臨床研究法，該法制訂了關於藥物、醫療設備等臨床研究之規範），卻也出現醫師會因為缺乏資金而很難繼續做研究的結果。

這豈止是灰，簡直是完完全全的「黑」。

你會怎麼看這事件的影響呢？對致力於癌症研究的醫師來說，真的相當為難。因為，沒有抗癌藥物就無法治療癌症。藥廠也可以說是醫師的合作夥伴。即便如此，我還是認為「藥廠就是個盈利企業」。當然，公司不賺錢就會倒閉，公司倒閉不能製藥就會有更多不幸的病患出現，所以不能否定其商業行為存在的必要性。不過，把公司利益視為首要任務的藥廠，偶爾還是會有把患者利益最大化的時候。

醫療界、製藥界都要有所自覺，並共同尋找最佳答案才是今後應該要追求的目標。

因此，我很難主張是白還是灰，我只能說，這就是目前藥廠與醫師之間的關係。

「不理會癌症」也沒關係？

關於癌症治療，也有醫師大膽斷言「放著就好不用理它」。在這裡我必須要說，由於證據薄弱，此說法不值得相信。

的確，要是早期發現的癌症，即使放著不去理會也有治好的可能。但是機率不明確，我也沒看過相關的研究文獻，而且案例為「極少數」，更沒辦法保證不必治療就會好的那個人就是你。直到撰寫完這本書的時間為止我還是認為，放著癌症不管，原本能治的也會變得不能治。

現今的治療法是世界上所有的醫師，近百年來不斷煩惱著該用哪種治療法對病人才好而誕生的結果。

首先，就是手術的誕生。由於當時的麻醉技術未臻成熟，不僅無法減輕病人的疼痛，有的病人也因麻醉藥而死亡。再加上對感染症的知識與理解不夠充分，手術後因感染而死亡的患者也不在少數。於是在犧牲了那麼多人之後，才有今天的手術治療法。

癌症已經進入「治癒」的時代。早期的腫瘤基本上都能藉由手術切除。

但話說回來，我卻常在醫院見到很多因相信「不用理會」而變成非早期癌症的患者，又或是已經被醫院診斷為癌症之後，仍舊相信「不用理會」而造成棘手情況的非早期癌症患者。

這不構成犯罪嗎？

不算過失致死嗎？

針對是否有罪這問題，我查了很多資料，都顯示因為是「建議擱置治療」，決定權在患者本人，所以很難定罪。

另類療法也應該有數據支持

除了「擱置療法」，治療癌症的另類方法還有很多，例如：「水」、「用棍棒摩擦」、「氣」、「維生素」、「飲食」等等。

在這裡，我想要向那些對癌症患者進行這些治療方法的人說，如果有效的話，請提出研究數據並在醫學會上發表，如果做不到，就請不要利用書報雜誌、廣告甚至是口耳相傳等管道來建議客人（很難說他們是患者）採用。

這是因為以現代的醫療立場來看，即使對腫瘤沒有直接的作用，但若是有其效果，也是會納入治療的。例如緩和療法。

對於飽受身體上疼痛與精神上折磨的患者，這療法有舒緩痛苦的效果。緩和療法是由專門醫師或是治療癌症的專科醫師進行，他們也會使用止痛藥物。根據研究結果顯示，盡早開始緩和療法（由緩和療法專家進行）的患者，與沒有使用的患者比起來，壽命得以延長*3。這療法引發的成效也在世界上造成衝擊。

緩和療法通常不包含抗癌藥物、手術與放射線等對癌症有效果的治療。它充其量不過是減輕症狀帶來的痛苦，卻很明顯地延長了壽命。

而日後的幾份研究報告也都指出，緩和療法確實能延長癌症患者的壽命。換言之，「從過程來看，即使對癌症沒有直接的作用，但能延長壽命。」

由此來看，我們不得不慎重地說，除了醫療現場使用的方法之外，或許世界上存在著其他能夠延長患者壽命的方法。如果有的話，請務必進行相關研究並提出數據證明。

一邊尋求「民間療法」可以嗎？

我是大腸癌專科醫師，在醫院為病患進行診療。門診時，常聽到很多患者跟我說：「醫師，我有在做〇〇民間療法。」就我的經驗來說，大概每十個患者中就有二、三個這麼說。我想，應該也有很多人不敢說出來把它當作祕密吧！

那麼，實際進行民間療法的患者到底有多少呢？日本二〇〇五年有一項全國性的調查，值得大家參考。雖然資料有一點舊了，但我想直至今天，狀況應該沒有太大的改變。

根據調查結果顯示，「有四五％（一千三百八十二／三千一百名）的患者利用一種以上的輔助與替代醫療（Complementary and Alternative Medicine，簡稱CAM）」＊4，而且平均每個月花費在輔助與替代醫療的費用約是日幣五萬七千元左右。這數據對許多致力於癌症治療的醫師而言，有著很大的衝擊性。甚至讓醫護相關人員對其結果感到驚訝。

・利用的項目中數量最多的是健康食品・營養補充品（九六％），接著是氣功（四％）、灸（四％）、針（四％）

・利用的主要目的是想控制癌症的進程（六七％）以及治療（四五％）

（引用資料同上述調查）

像這樣的民間療法，正確來說屬於「輔助與替代醫療」。根據美國國立輔助與替代醫療中心的定義是，「一般不被視為既有醫療的各種醫學・醫療體系、手術、生成物（化學反應後的化學物質）等等。」廣泛地包含健康食品、放鬆按摩、音樂療法、針灸、順勢療法（**homeopathy**）、精油療法、維生素C、免疫療法等。換句話說就是「除了在醫院進行的治療之外的項目」。

首先，先回答大家最關心、疑問也最大的「輔助與替代醫療對治療癌症有效果嗎？」因為它有各種面向的效果，這裡就拿以下兩點來回答，「延長直到死亡前的生存期間（延長壽命）」、「減輕疼痛與精神不振」。

我的答案是：「幾乎所有的輔助與替代醫療不是沒有效果，就是效果不明確。」很遺憾地，這是就我目前所知能給出的答案。

我的論述是根據「日本緩和醫療學會」製作的書籍中所記載的內容。事實上，在這領域方面，世界上還沒有相關確認「有沒有效果」的研究。因此，在此情況之下，從科學角度正確地來說就是「效果不明確」。如果有效果，那麼世界上一定有某個學者正在進行相關研究。所以，輔助與替代醫療因其「效果不明確」幾乎等於「沒有效果」。

請相信我的治療方式！

那麼，當患者向醫師提到輔助與替代醫療的時候，醫師心裡真正的想法又是如何呢？我印象中有很多醫師都對此感到驚訝，也持否定的看法。

直至今日，因為我已經知道「每兩名患者當中就有一人在進行某項輔助與替代醫療」，所以完全不驚訝了。不過，以前每逢聽到患者親口跟我說一次就會驚嚇一次。怎麼說呢？因為我覺得他們「不相信我的治療方式」。現在回想起來，還真是傲慢啊！不過，當時我真的是那麼想的。就算是今天，我還是會認為：「原來那名患者迷上了奇怪的療法。真缺乏醫學常識啊！」並非擺出一副自大的樣子，就現況來說，還是有很多醫師的想法就跟以前的我一樣。這並非臆測，而是根據我對醫師進行的調查結果。

在我的前一本著作中有寫到，我對七百五十一名治療癌症的專科醫師提出「你聽說過這些治療法嗎？」的問題。除了下頁圖表中最上面的「漢方」，其他的替代醫療項目，有八〇%的醫師都回答「不知道」。從這結果來看，可以說治療癌症的醫師對輔助與替代醫

醫師對輔助與替代醫療的認知

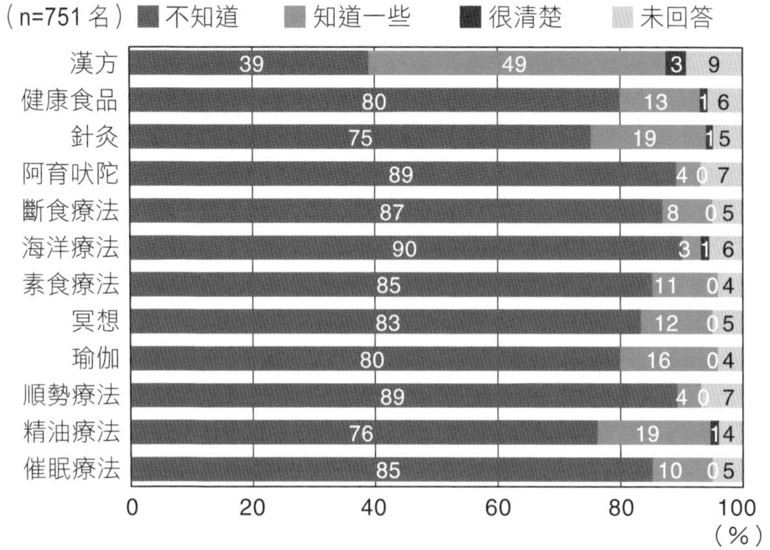

出處：引用自癌症的輔助與替代醫療（CAM）診療手冊

療是一無所知的。

此外，另一項調查結果顯示，進行輔助與替代醫療的患者之中，曾被醫師詢問過的僅占一五・五%，也就是說，大部分患者都沒被醫師詢問過。患者主動向主治醫師諮詢有關利用輔助與替代醫療的人占三九・三%，其他六〇%的人未向醫師諮詢過。

由此可以看出現狀是，每兩名患者中有一名利用輔助與替代醫療，但找醫師商量的人僅占其中的四〇%。而且主動詢問的醫師相當少，也不太有這方面的知識。這結果真是令人不勝唏噓。

然而，卻有不肖業者利用患者的不安騙走金錢，加上情報來源不多以及醫師的關心度低，造就了相當「美好」的商業機會。

要是一開始就有人大聲疾呼「效果明明還未經證實卻誇大其療效」就好了。但現階段卻連一個這樣的人也沒有。真的很困擾。我認為，他們不僅要受法律的規範，更需要被積極的監督。這是公家機關的要務，我強烈企盼政府能夠拿出有力的對策。

正在閱讀本書的你，我希望你們能夠知道社會上存在著一定數量的不肖業者。當然，即使有一點點的可能性也想要嘗試看看是人之常情。同樣因癌症而失去摯親好友的我也能夠感同身受。但即便如此，水的價格數十萬就認為它「也許對癌症有效果」？我想這是不對的吧！

我很想阻止但也有為難的地方

就現狀來看，雖有相當多的病患利用輔助與替代醫療，但主要可略分成兩種類型。而針對各類型，醫師的反應也有所不同。

1. **效果不明確但無害**
2. **持續利用下去的話，能明顯看得出來有很大的危害**

首先，我想說的是：「進行輔助與替代醫療是沒有問題的，但要是完全停止目前在醫院的治療就很危險了。」而我可以認同的「效果不明確但無害」的前提是價格不昂貴。把它看作像是平安符的東西。「我不知道這方法能不能治好癌症、還是腫瘤會變小。恐怕效果不彰喔！那麼，就請同樣地，既然無害又能安心，就沒有必要對病患說『請立刻停止』。」平安符不僅沒有危害，隨身攜帶也有安心的作用不是嗎？但是我認為醫師必須交代患者「如果換了其他方法要跟我說喔！」例如，他們有在喝蔬菜汁等飲品的時候，就要提醒「要適量，而且不要只喝蔬菜汁」。其實無論是哪種食品，攝取過量都不好。

對照下來，比較難的是「持續利用下去的話，能明顯看得出來有很大的危害」。這時，無論如何都要請病患立刻停止。除了慎重且仔細地為患者說明並拜託他們停止之外，別無他法。但更令人困擾的是，家人之中會有人很熱心地要患者持續下去不要停。遇到這種情形，也只有請家人一同前來醫院，由我直接說服他們。然而，實際上很少人能把這些話聽進去。而且事實是，還有很多方法沒被發現。

最後，我想告訴正閱讀本書的醫師及醫護相關人員：對癌症病患最不該做的是毫不留情地加以否定。這只會讓患者逃避醫療、增添對醫師的不信任感。人類行為的改變並沒有那麼簡單。當感覺到對自己有益，加上一開始就認同的話，人是會改變其行為的。如果想要更親近患者，必須多了解輔助與替代醫療。

進行十小時的手術時，醫師要怎麼上廁所或吃飯？

長時間手術是外科醫師的日常。而與其他領域相較，大腸癌的手術時間比較短，通常三小時左右就可以完成，有時碰到大手術也會需要八至十小時。

因此，我常被問到「長時間進行手術，想上廁所時該怎麼辦？」

我的回答是「根本不會想要上廁所，所以不會去」。是不是覺得很意外呢？

在日本無論是哪間醫院，手術大概都從早上九點開始進行。在此之前，我也不會特意不喝開水。不過，如果這場手術預估要耗費很長的時間，我在手術之前一定會吃早餐和喝水。

既然如此，為什麼不會想要上廁所呢？

這和人類的自律神經系統有著很大的關係。

當人類集中精神的時候，交感神經處於優越位置，放鬆的時候則是副交感神經處於優越位置。這裡所說的神經，不是指像繩子般的東西活潑地運行著，而是整個身體的「傾向」。就像開關的ON和OFF，僅僅一個單方向的傾向就能支配全身，這就是自律神經。

當交感神經處於優越位置時，食欲會降低、口會渴。從內臟來看，則是腸胃蠕動變差，心跳加速。同時，儲存尿液的膀胱反應遲緩，卻能儲存大量的尿液。

因為外科醫師進行手術時必須集中精神，所以，這時候的交感神經就是處於活躍狀態。於是膀胱能儲存相當的尿液量也不會想要去上廁所，腸子也不蠕動，當然也就沒有便意。

通常，交感神經和副交感神經的切換，不是按自己的意識進行的。舉例來說，遠古時代的男性外出狩獵時，交感神經處於優越位置，全身功能提升而狩獵，晚上回到安全的場所，身體放鬆而勃起（副交感神經處於優越位置而有的高度反應）、製造小孩。這套人類為了生存、繁衍子孫而有的系統，當我還是醫學院學生時曾學習過。

那麼，外科醫師是不是能自己控制ON・OFF開關呢？我想這無關意識，外科醫師就是能自由切換這開關。

況且，在超長時間的手術時，我是有意識的切換這開關。也就是說，我們會將集中力提高到百分之百或下降到百分之七十左右，依情況調整緩急，以達到絕佳的表現。沒有人能夠持續百分之百集中精神，因此，手術「困難的地方」在於為了呈現最好的結果需要有緩有急。這就好比需要長時間競技的運動員，擁有一技在身吧！

另外，就跟尿尿和排便一樣，即使空腹八小時也不會有感覺。以熱量來說，雖然早餐的熱量完全不夠，但因為交感神經處於優越位置，所以手術中也不會覺得肚子餓。

手術到了尾聲，一想到剩下閉合肚子、縫合皮膚，肚子就會突然餓了起來，還會尿意來襲、鼻子發癢。手術到這階段可以說完全不會發生問題了，因為不會有危險的情況。原本緊繃的集中力一下子舒緩了下來。這現象除了我之外，其他的外科醫師也是一樣。

另外也常被問到「站那麼久不會累嗎？」大部分外科醫師的雙腳都有相當發達的肌肉，所以一直站著不是問題。我曾經在手術完成後也忘了坐下休息，最長站了二十個小時這麼久呢。

＊1 參考日本大學醫學部網站
http://mpgarden.pha.nihon-u.ac.jp/archives/medical/ニチニチソウ

＊2 《患者さんのための乳がん診療ガイドライン》（暫譯：乳癌患者治療指引）Q.48

＊3 Temel JS, Greer JA, Muzikansky A, et al. Early palliative care for patients with metastatic non-small-cell lung cancer. N Engl J Med. Aug 19 2010:363(8):733-742.

＊4 日本厚生勞動省 癌症研究補助金研究小組（「日本癌症替代醫療研究」小組：首席研究員兵頭一之介）報告 Hyodo I, et al. Nationwide survey on complementary and alternative medicine in cancer patients in Japan. J Clin Oncol. 2005; 23: 2645-2654

第3章

如何找對醫師和醫院，建立良好關係？

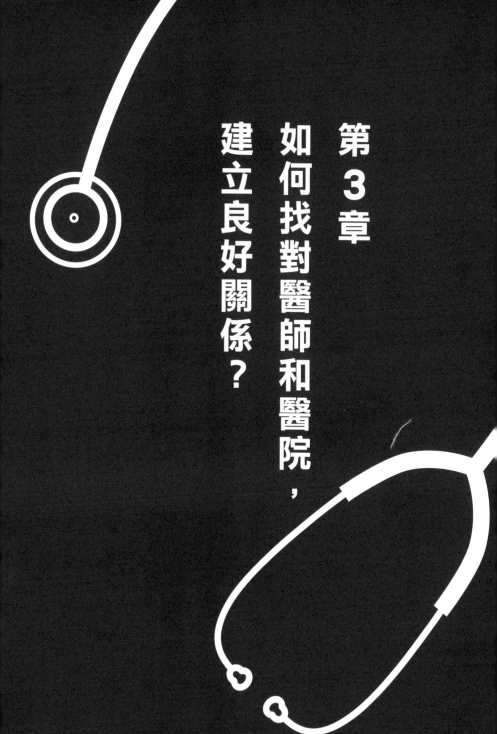

想要找到「最好的醫院」？

許多患者一聽到要做癌症檢查就不安了起來，而產生「我要有最好的治療」、「我要找最好的醫師」等想法。不過，由於現在網路資訊氾濫，真假怪奇的資訊都搜尋得到，有時反而會增加心理上的不安。或許就是因為這樣，常被熟人問到：

「我應該選擇什麼樣的醫院來治療癌症呢？」

幾乎每個月都有人這樣問我，是真的，我沒開玩笑。原來有那麼多人都為此而煩惱。

藉此機會，我仔細地和各位說說我的想法。

關於這個問題，可以從以下三點來思考。

1. **醫院設有治療此方面癌症的專科嗎？**
2. **醫院的規模如何呢？**
3. **往返醫院的交通便利嗎？**

首先最重要的一點是，那家醫院能治療你所罹患的那種癌症嗎？透過醫院的官網或是醫院設立的癌症中心，能了解到該院是否有專精該癌症的醫師或整合性醫療團隊。另外也有癌症專門醫院，幾乎所有的癌症都能在這樣的醫院診療。

其次則要考量醫院的規模。這裡所謂的「規模」，不單單是指建築物有幾層樓高、病床數有多少。我重視的是「有所有科別的醫師嗎？」還有，除了醫師以外的醫療相關人員多不多？這才是「醫院規模」的具體意義。

你可能不知道，事實上，治療癌症需要各種科別的人員。

以大腸癌的治療為例。第Ⅲ期手術後，要有外科醫師、消化器內科醫師、放射線科醫師做診斷。為了進行手術則需要麻醉科醫師，還需要復健科醫師與護理師、職能治療師、物理治療師等在手術後為病患進行復健。因副作用導致皮膚出現問題時需要皮膚科醫師，或是當患者情緒極低落進入憂鬱狀態時，就要找精神科醫師諮詢。另外還有宛如病人嚮導的個案管理師。

癌症治療就是像這樣需要多科別醫師和人員共同參與的治療。甚至，安寧照護團隊、社工都非常重要。

最後一個重點是「往返家裡與醫院之間的交通便利性」。離家近嗎？一班公車就能抵達嗎？交通的便利性很重要。

「總之我要全國最好的醫院！」常看到許多不遠千里去求診的病患。我非常能夠體會這些病患的心情，但請容我實說，「只要是具有一定規模的醫院，他們的治療方法幾乎都相同。」

我在第二章裡談過，癌症治療是手術、抗癌藥物、放射線的一連串過程。其中，有關抗癌藥物，無論是哪位醫師，他們的治療方法幾乎一樣。治療計畫可能有些微的不同，但不會因為醫師不同，患者被預估的生存期就會有很大的改變。理由是，癌症治療是國際認可的大規模研究結果的方法。這方法不是一個月使用一次抗癌藥物，而是以二個小時注射體表面積需要〇〇毫克的抗癌藥物點滴，接著是注射另一種已經決定好藥量與速度的抗癌藥物，如此每四週一次，共進行六次才結束……醫師們就是像這樣來決定抗癌藥物的使用方法。

因此，會因醫師不同而有所不同的是，副作用對策是否完善、與其他科別醫師一起研究下次治療時程如何安排等等計畫層面。

再來是關於放射線，這就某部分來說需要相當專業的技術，因此原則上不太會有「那醫師做的放射線對任何人都沒有效果」、「那醫師做的放射線可以治好」等差異。

✚ 需要等名醫嗎？

接下來是關於手術。我是這方面的專家，可是想在這業界待下去，要寫些什麼實在有點為難……。但秉持著真心話原則，我要說明，無論是有名的醫院還是曾獲得諾貝爾醫學獎醫師的醫院，都會有手術不是那麼高超的外科醫師。相反的，就算不是有名的醫院，也是會有醫術卓越的外科醫師。像這樣「手術高不高明」，也只有同為外科醫師的我們才會知道。而且，也要在同一領域有十年左右經驗的外科醫師才會曉得。我的專業領域是消化器官，所以我可以辨別一台胃腸的手術高不高明。然而，如果我去看腦外科醫師或骨科醫師的手術，我也只看得出來「好棒的手法」而已。

順帶一提的是，我去過很多醫院並實際進到手術室去參觀。除了日本國內多數的知名醫院外，也各在美國UCLA的附屬醫院、韓國的峨山醫院（Asan Medical Center）和三星醫院（Samsung Medical Center）參訪過一週以上。

所以，我想說的是，「手術高不高明，只有專業領域範圍內的同行才清楚。」或許「哪家醫院都好」的說法粗糙了些，但有件事是可以肯定的，那就是日本的消化器官外科醫師的醫術各個都很高超，因手術致死的危險性也遠比許多國家要低得多。因此，「那個醫師沒有把我治好」是幾乎不會發生的事，這是我的肺腑之言。

治療癌症與治療其它疾病有兩點不同之處。一是時間長，幾乎每個月都要進出醫院。二是在身體狀況極差的情況下又必須前往醫院。從這兩點來看，「往返家裡與醫院之間的交通便利性」就顯得格外重要了。

正在閱讀本書的各位，一定也有人是不遠千里前往你們心目中的理想醫院吧。老實說，我覺得沒有非要到其他都市的醫院待上幾個月接受手術和治療的理由。當然，對於住在非大都市的病患來說，會感到不安是人之常情，那麼，把手術選在稍有規模的大醫院進行，抗癌藥物的治療則到就近的醫院接受治療，也是方法之一。

和主治醫師關係不好時該怎麼辦？

「我和主治醫師的關係不好。」

這也是我常聽到的煩惱。雖然這種情況不僅限於癌症治療，但由於癌症治療的期間很長，病人與主治醫師之間的關係就相當重要。例如大腸癌，治療完成後必須追蹤五年以掌握是否復發，因此病人需要定期到醫院接受檢查。

像這麼長時間的人際關係，若醫師與病人之間不睦，是很容易產生問題的。

首先，我想建議的是，「一開始就覺得跟這位醫師合不來的時候，就趕緊換個醫師比較好」。

因為就算身分是病人與醫師，兩者之間的關係也是一種人際關係，當然會存在合得來或合不來的問題。有的人可能不知道如何跟冷淡的醫師相處，又或者那位醫師很親切但總覺得不夠仔細。這就是合不合得來的問題。為了彼此著想，當出現「我不太喜歡這個醫師」的感覺時就換個醫師吧！

你可以直接跟主治醫師提出「請幫我換主治醫師」的請求。但如果面對醫師本人很難開口，也可以利用兩個檯面下的方法。

第一個方法是，若是住院中就找護理長，掛門診的話就找門診護理師協助，並說明想要換醫師的理由。通常護理師都會儘量幫你想辦法。另一個方法則是跟原本的主治醫師說，「這一天我有事不能來門診，請幫我推薦另一天的門診醫師。」

事實上，醫師哪一天要做什麼都是預先安排好的，例如：星期幾門診、星期幾檢查、星期幾開刀。因此，只要提出「因為工作的關係，那天以外的時間都可以」的說法，醫院那方也會為你做安排。

很幸運的，我（應該）一次也沒被換過，要是真的被病患要求更換，我會很難過，那代表我與病人之間的相處有些問題。但是，如果被說「就是不喜歡男醫師」、「不相信年輕醫師」……，我也無言以對了。

醫師的工作對象是人，也會有「那病人好煩」之類的想法，但不會因此被醫院減薪。基本上若是沒犯重大過失也不會被革職。說不定你的主治醫師、你家人的主治醫師，正是某間醫院有名的「怪胎醫師」。因此，當你本身感覺不舒服時，希望你能跟醫院表達原由。期待有朝一日，更換主治醫師不需利用檯面下的方法，而是患者應有的權利。

已經一年了，還是很難相處

「從開始治療到現在，已經跟我的主治醫師相處一年了，但總覺得我們還是合不來啊。」也是會發生像這樣的情形。

這裡，我就教各位與醫師溝通的訣竅。不過，原本更該努力的應該是醫師和醫院才對，所以請容我大聲說，要把這些寫下來並非我的本意。請各位就當作是如何從目前的狀態中找出最佳溝通方法的技巧吧！

首先，去門診看診時，建議先把要請教醫師的事情寫下來帶去醫院。初診時寫表格（1），第二次以後前往看診時寫表格（2）就行了。（表格1、2內容參考下頁）

表格（1）的主要目的是希望病患能夠清楚回答醫師的問題。出現什麼樣的症狀？這症狀是怎麼出現的？現在的狀況如何？是最不舒服的嗎？已經度過最最難過的時候了嗎？關於經過的「時間」非常重要。

醫師在診間應該會問同樣的問題，事先寫下就不會結結巴巴說不清楚了。而且藉由填寫這表格，患者也能回顧自己的身體狀況，更清楚掌握自身的體況。另一個優點則是醫師也能迅速獲得資訊。這麼說不是要增加患者的壓力，而是醫師的時間通常都很緊迫，如果醫師看一個患者的時間很長，就會拖延到下一個患者的時間。

（1）來往醫院治療癌症時使用的表格　初診時

有什麼症狀
什麼時候開始的
・逐漸恢復　　・變得更差　　・差不多
什麼時候覺得最不舒服？ 現在　・　（　　）日／小時前
這症狀在什麼時候會變得更差？
現在最令你困擾的事情
想請教醫師的事情

（2）來往醫院治療癌症時使用的表格 第二次以後

跟上次比起來 一樣 ・ 不一樣
整體來說… 有元氣 ・ 不太有元氣 ・ 完全沒有元氣
食欲… 一樣 ・ 增加 ・ 減少（平常的 %）
睡眠… 一樣 ・ 增加 ・ 減少（平常的 %）
現在最令你困擾的事情
今天想請教醫師的事情

門診時的紀錄項目

- 醫師說了什麼
- 護理師說了什麼
- 檢查結果如何
- 今天的治療內容
- 今天檢查的項目
- 下次回診前要注意的事情
- 下次回診的日期

表格（2）中增加了食欲和睡眠兩個項目。對醫師而言，這與詢問有關全身狀況的問題是同樣目的。癌症患者會因抗癌藥物的副作用、癌症的進程等，使全身狀態變差，而能從中發現端倪的就是飲食和睡眠。因為人類一旦身體狀況變差，就一定會對其中一項帶來不良的影響。

門診時，除了這張表格，帶記事本也是很好的方法。因為有關癌症的專門用語都很難，很可能回到家就忘了醫師剛才說了些什麼。把醫師說的話記錄下來，若有聽不懂的就當場問。就像是寫日記一樣地記下來，或是請家人幫忙寫也可以。

癌症治療是一場長期抗戰。記錄什麼時候出現、發生什麼情形是相當重要的。有了紀錄，假如日後需要轉院，因為有詳細的治療病史，對接手的醫護人員來說也是幫了大忙。

醫師不聽我說話，該找誰商量？

「醫師都不聽我說，該怎麼辦？」

有許多病人都無法直接跟醫師說出自己心裡的不安。雖然我也一定會告訴病人「請一定要跟醫師說」，但病人一看診時便容易驚慌失措，會覺得「好像沒什麼適當的時機可以跟醫師說」。又或者有的人認為，「就算醫師肯聽我說，也不會好好幫我處理」。

如果無法跟醫師說出自己的不安，或是想跟醫師商量事情卻開不了口的時候，該怎麼辦才好呢？那我建議就先找護理師吧！住院時，只要跟護理師說，他們一定會把你的話傳達給醫師知道。況且，護理師的專業就是與疾病和治療有關，他們會仔細地聆聽病患的不安與煩惱，必要的時候也會提出意見和建議。說實在的，他們的溝通能力遠比醫師要好得多了。

來醫院掛門診的時候，可以趁等候的時間詢問護理師，通常都是可以處理的。不過，趁看診時跟護理師說，多少也有點困難吧！這時候能幫你的還有醫院內的「癌症諮詢中心」。只要是稍具規模的大醫院，院內都設有相關的諮詢處。因此，關於治療的不安和疑問、費用的問題、照護商談等等，都能得到解答。我所服務的醫院也設有類似的諮詢中心，中心裡有專門的社工可以提供協助。

罹患癌症的悲傷、對於未來的不安，多半也都難跟家人或親友啟齒。如果是這樣，可以試著與患有相同疾病的病友聊聊。像是透過醫院的病友團體，或是民間的癌症協會等等，在這些地方能與病友們交換資訊，彼此也都能互相了解身體不舒服的痛苦。從全國性大規模的病友會到醫院內部的小型病友沙龍，各式各樣的都有，不妨檢索看看。

主治醫師異動了？

也常聽到病人說：「主治醫師突然轉到其他醫院，不在我去看病的那間醫院了，覺得很困擾。」

的確，醫師是很常異動的職業，每一、二年就換一間醫院的醫師也不在少數。要是遇上這情形該怎麼辦才好呢？

如果是已經往來很多年的醫師，「跟著醫師轉去新的醫院」也是一種方法。當然，必須先經過醫師的同意，而且必須是交通方便的地方。我也曾聽聞過，原本在大醫院擔任主任級的醫師，轉換到附近新開的醫院之後，竟有一百多名患者跟著醫師一起大異動，想必是位相當有名望的醫師。

此外，若是在同一家醫院更換另一位主治醫師，也不必過於擔心。只要是大醫院都會使用電子病歷，很快就能查到過往的診療紀錄，而負責的新醫師也能充分掌握到你曾經做過什麼治療以及今後該注意哪些事情。將自己的喜好或是期望的事情等等詳細地告訴醫師，就能繼續與之前相同的診療。

熟悉的醫師不在醫院，病人可能會很寂寞。同樣的，離開的醫師也會感到落寞的。

尋求「第二意見」，第一個醫師會生氣嗎？

這裡想說明有關「第二意見」諮詢。

所謂的第二意見，是指「也想聽聽看其他醫師對於自己的癌症診斷與治療方針的意見」。第二就是指第二位醫師。也就是說，光憑一個醫師的判斷可能不太準確，所以想再聽聽另一位醫師的意見。就好像要搬家時，會請三家搬家公司來估價比較一下。

什麼時候需要聽取第二個醫師的意見呢？倒是沒有規定，但我認為最好的時機是在因為疑似罹患了某惡性腫瘤，做完CT和抽血檢查等各種檢驗之後，醫師判斷說「你是○○癌第○期。治療方針的第一步是投抗癌藥物，之後再進行手術。」換言之，確定是罹癌並決定治療方針的時候。

然後你就可以提出「請暫時先不要開始治療，我想聽聽第二意見。」之後就必須決定要去哪裡請教第二意見，可以請第一個醫師幫忙介紹，也可以去其他值得信賴的醫院。向第二位醫師尋求意見時，最好能準備好之前的檢查報告、病理報告影本等，讓醫師有充分的資訊加以評估，也不用再花時間或花錢重做相關檢查。

但也有例外的情況，讓你沒有多餘的時間去請教第二意見，那就是惡性腫瘤的種類與病狀危急，需要立刻處理的時候。例如，急性白血病就必須即刻開始治療，胃癌和大腸癌的出血不止時需要緊急動手術。

我個人認為，所有診斷出癌症的患者不妨都去請教第二意見。因為癌症治療將左右患者的一生。無論是哪間醫院、哪位醫師，會進行什麼樣的治療，病患事先都無法完全掌握。如果把萬一遇到一位作風不一樣的醫師的風險也考慮進去，我覺得的確有聽取其他意見的價值。只要不是罕見腫瘤，專家們的第二意見都差不多。要是有什麼不同的話，大概就是手術的方法是要選剖腹手術還是腹腔鏡手術。

就算結論相同，聽取第二位醫師的意見還是很值得。因為可以藉此得到「兩位醫師的意見一致」的安心感。

此外，萬一癌症復發、轉移，也是聽取第二意見的時機。一旦病狀變得複雜，治療方針會因醫師而有些許的不同。理由是，缺乏高度的有醫學根據的研究結果可供參考。這時候醫師便會根據自身經驗與擅長的方法，為病患進行病患期望的治療。

不過，這時候的第二意見，對患者來說是非常困難且有急迫性的選擇。因為必須在沒有正確答案裡面決定「選A還是選B」。我會建議，選擇你信賴的醫師或醫院就對了。

有度量的醫師會給予尊重

關於第二意見，也發生過令人遺憾的事情。曾有位病患提出要聽取第二意見時，原本的主治醫師就生氣了。像這種沒度量的醫師就應該離他遠一點。只要想，真幸運能看清那是位失格的醫師，不也很好嗎？

就我所知道的癌症專醫之中，沒有一位技術與知識都屬一流的醫師在聽到病人「要諮詢第二意見」時，會露出嫌惡表情的。那些沉不住氣發怒的醫師，只是顯露出對自己的治療方針沒有自信，暴露出自己的能力不足罷了。又或是丈著醫師的權威想要自抬身價的可憐人們。

請勿猶豫，當有諮詢第二意見的想法時，請直接告訴主治醫師吧。如果醫師生氣了，就把這本書送給他。他應該就會為自己的小氣感到羞恥。同時，請告訴我那位醫師的名字和醫院，我會表達憤怒之意。

✚當醫師說出「這句話」就要考慮轉院！

「當醫師說出什麼話，就要考慮轉院？」當初本書編輯給我看這個標題時，我一下子不知如何反應。不對，這不是一句話就能決定的，而且應該也沒有醫師會說那麼惡毒的話吧……，好，那就不寫了！

正當我這麼想的某一天，我前往東京參加一場座談會，被會場的司儀提出無理的要求：「任何問題都可以問現場的各位醫師」。於是，像「醫師說了這麼惡毒的話，您怎麼看呢？」的問題接踵而來。那樣的話的確很惡毒，我著實嚇了一跳。其中也有我前面說過的「一聽到第二意見就生氣」。

會後，我不得不再次檢討有關「當醫師說出什麼話，就要考慮轉院？」一事。正確的做法應該是考慮換主治醫師而不是轉院。

如果你聽到了這句話，就直接換主治醫師吧！

這句話就是，「很抱歉！（失礼だ！）」

這真是致命傷啊！為什麼醫師會這麼說呢？他們表現出「我是醫師，你應該要敬重我」，卻可以看出背後的態度是「我已經在幫你治療了，放尊敬一點。」

像這樣姿態高傲的醫師，就要立刻換掉。絕不允許。醫師們請了解一個事實：以前的時代結束了。醫師是神聖的職業，只要穿上白袍就值得尊敬的時代結束了。

只是，一旦當上醫師，反而會聽到來自患者和其家人「那還真是抱歉啊！」的「怒言」。過去我也曾被患者說過「這三腳貓醫師，不配當醫師！」「醫師會殺人喲！」因此心靈深受傷害。這樣的語言中傷，是來自因為治療過程變得很糟、最後逝世的病患的家屬。那時我已竭盡全力，無奈回天乏術。但我也無法辯駁什麼，的確就是我不夠努力、思慮不周。

在日本，有個形容醫師態度惡劣的名詞，叫做「醫師騷擾（dochara）」。它是和製英語，從醫師（doctors）和騷擾（harassment）兩字組合而來。

當出現醫師騷擾情況時，該怎麼辦才好呢？

要問誰負法律責任也不是那麼簡單的事，但首先可以「請醫師向你道歉」。要是當面難以啟齒，就以書面的方式要求醫師道歉。

此外，大部分的醫院一定會在醫院裡顯眼的地方設置「意見箱」。把醫師說過的話寫下來投入意見箱也是一種方法。根據內容的不同，會把此信送到院長或是醫院幹部的手上。當然，會有相關事實的確認，醫院也須承擔對於口出惡言的醫師的雇用風險。風評是醫院的命，只要有這樣的醫師存在一天，就關係到醫院的經營。因此，要是可能性高就須向本人做事實的確認，倘若是真的就可能會被醫院懲處。

你可能會覺得，要那麼做好難啊……。不過，上網檢索「醫院意見箱」就會發現，其實有許多醫院是將投書內容與回答公諸於世的。

「批價很慢。希望能再快一點。」

「醫師笑說『這一點不算什麼』！」

「醫師沒有說明，而且找不到開口問的時機。」

「住院的時候，護理師用朋友的口吻跟我說話，讓我覺得不舒服。」

諸如此類的意見都可以從網路上看到。所以，請儘量利用意見箱表達想法吧！

對無法治療的患者，就沒有興趣了嗎？

「主治醫師跟我說，這裡已經沒有可以幫你治療的方法了，請轉院吧！醫師對沒辦法治療的患者就沒有興趣了嗎？」

其實我還滿常聽到這句話的。沒錯，出現這種情況時，的確會請病患轉院。這問題讓我很難回答。不過，一如本書主旨「真心話」，我就以真心話來回答。

首先，醫師對於患者的治療，很少會因為「那個人的病好像很有意思」、「這個人的病很無趣」等而產生變化。也就是說，醫師個人的興趣與否並不影響對患者施予的治療。

我也不喜歡淨說些漂亮的話，不過，當一名外科醫師應該是「這腫瘤可以切得乾淨嗎？雖然很難，但要是不試看看，這病人就活不久了。只有竭盡全力了！」

有時候我們依然可以看到有這樣想法的醫師。不過，面對棘手的情況仍想「大展長才」的外科醫師已經是過去式了，而現在包含我在內的醫師會這樣想：「萬一無法切除該怎麼辦？萬一大量出血該怎麼辦？萬一手術失敗病患死亡了該怎麼辦？」

滿腦子都是負面的想法，被不安感包圍著，而且絕對不希望有病患因為自己的手術而死亡，至今我見過的外科醫師大都是屬於這種類型。而且說實在話，醫師也有他自己的生活，也會害怕不能繼續當醫師。

但我認為，對外科醫師來說，不安感是非常重要的。正因為會感到不安，更需要反覆數十次去看CT檢查影像、在腦海中模擬、實際畫下來並演練手術過程，然後做萬全的準備，例如「事先告知麻醉科醫師大量出血的風險」、「事先聯絡輸血科準備血袋」、「事先備好止血用的特別工具」等等。即便是內科醫師也是一樣。面對任何可能發生危險性的治療，必須要有完善的評估與準備。

基於這一點，我認為醫師與其當個自信滿滿的「蠻勇派」，不如是個「膽小鬼」要來得好。

不過令人覺得不可思議的是，我們越是四處聯絡、準備幾近完美的時候，越是不會有問題發生。反而是覺得不會有問題的時候，真的就發生問題了。

我被醫師拋棄了嗎？

醫師不會因為「有沒有興趣」就改變治療內容。

然而，當我從病人那聽聞「我的惡性腫瘤沒受到控制，醫師說『這醫院已經沒有其他辦法了』，就不幫我治療要我轉院。」這樣的消息時，也知道這是不爭的事實。

被曾經那麼信賴的醫師這麼說，患者真的會覺得很難過，也會懷疑自己的生命沒希望沒救了吧！

很遺憾的，我也心裡有數。

或許也有過病患覺得「我被中山醫師拋棄了」吧。關於這一點，醫師的難過其實很難向外道明，但請讓我站在醫師的立場，先聽我說些「藉口」。

首先，醫師是不會對病患見死不救的。醫師要與建立起信賴關係的病患離別，也是非常寂寞難過的。

不過，醫師和醫院各有各自負責的角色。以我來說，身為外科醫師，必須每天為診斷是惡性腫瘤的患者開刀，加上也要做抗癌藥物治療、也要為末期病患看診。我服務的醫院位於地方都市（福島縣郡山市），醫師人數並不多，因此我本身就身負多重角色。

有些醫院的分工就更細了。外科醫師負責手術、投以抗癌藥物的有專門的醫師、安寧照護的還有其他專門的醫師負責。癌症中心與大學醫院等大醫院就是朝向分工化進行。雖然目前分工細的醫院還不算多，但已逐漸增加當中。

即使在這些醫院進行「手術↓抗癌藥物↓復發↓抗癌藥物」一套完整的治療，對於惡性腫瘤沒受到控制的患者，還是會跟他們說「這醫院已經沒有其他辦法了」。如果這醫院有安寧緩和醫療部門，便會轉換到那邊的主治醫師。

而且老實說，就醫院的立場而言，絕對不會有「不治療」的想法。或許，「這裡再也沒有能做的治療」的說法，會讓病患聽成「請不要再來了」。

事實上身為醫師，對於癌末病患的心情是「我希望您能在剩餘的有限時間裡，在家與最愛的家人一起度過」。因此，也會對病患說「請安心在家度過最後時光」。

此外，醫師也會說「可以不用再定期來門診了」。醫師的主要用意也是因為捨不得病患抱著疼痛與疲憊的身軀來醫院，醫學上如果沒有必要的話，就希望幫他們減少奔波次數。可是這些話或許更會讓他們感覺到「被拋棄」。

到底該如何表達，才能讓病患心裡好過些？直到現在我仍有無限的後悔。是我說得不夠完善吧！一想到已不再世上的病患們，我忍不住一再問自己，當時難道一點辦法都沒有了嗎？

第4章 預防癌症，這些做法有用嗎？

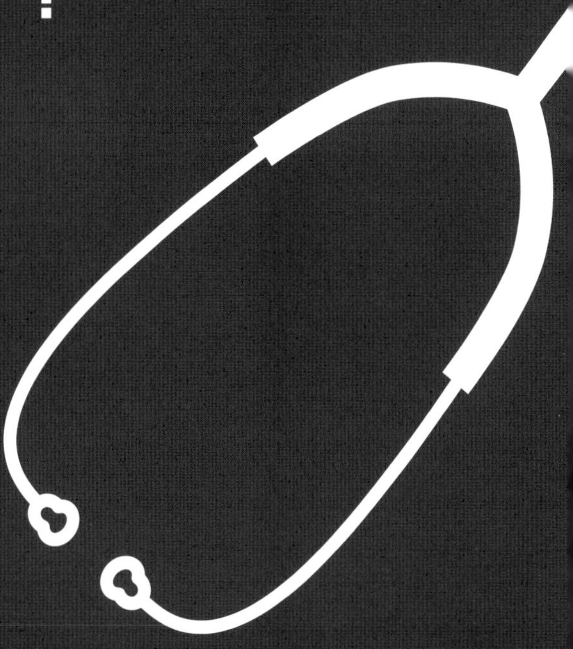

「一千名醫師都這麼做」就可以相信嗎？

前陣子我久違地回去老家，看見冰箱上貼著一張紙，是我母親手寫的字條。那張標題名為「一千名醫師為了健康都這麼做」的紙條上寫著：

・吃納豆
・多走路
・多喝水
……

裡面就是諸如此類的列表。我嚇了一跳，既然是關於健康的事情，來問當醫師的兒子不就好了嗎？我的父母親都不是醫護相關人員，大概是看到電視節目或雜誌之類的醫師問卷調查，特地節錄出來的吧。

這種內容到底有多少可信度呢？若要直接問我答案，我認為此份問卷「可信度不高，只能做為參考」。第一個原因，「我們不知道這一千名醫師是誰」。假設填寫問卷者都是專攻心臟疾病的醫師，他們便會相對關注心肌梗塞或心臟衰竭的問題，然後用預防此類疾病的知識來回答問卷。而像我這樣專攻癌症治療的醫師，就會傾向談論防癌知識。

還有另一個原因，「醫師本來就不太清楚該怎麼做才能促進健康，也就是預防疾病的做法」。至少我這個世代的醫師（一九八〇年生）在就讀醫學系時期，大多也只有學習各疾病的名稱、病徵、診療方式以及治療方法，記住超過千種以上的疾病之後，就開始任職醫師。成為醫師後，大家幾乎都會先到醫院臨床實習兩年，在第一線學習如何為病患診療。很遺憾地，我們通常不會學到預防疾病的知識。

到了第三年，大部分醫師會決定自己的專業領域，也就是外科、內科、眼科、耳鼻喉科等項目。等待被派屬到各專門領域，才終於能稍微接觸到預防疾病的做法，不過主要也是針對自己專業領域的疾病去研究。例如，我主要是看消化道外科，所以會注重預防大腸癌、胃癌的方法，若是內科醫師就會傾向著重在預防糖尿病與高血壓。

換句話說，我們成為醫師之後只會學習各專攻疾病的知識，絕大多數的醫師對於「維持健康的方法」這種概括性主題都不太了解，所以即便找來一千位醫師，也不能保證得到的結果具有高度可信度。與其去找醫師，也許請現年破百歲的人來填寫問卷會更有效果。

大家應該會想問：「那我們該拿什麼當參考呢？」

關於這個問題，我們應該看大型研究統整後的結果。本章節接下來要談論的主題正是「癌症預防」。

改善生活習慣真能預防癌症嗎？

我們先從一個簡單的問題開始，那就是「癌症是否能夠預防？」從結論上來說，「我們無法徹底預防罹癌的可能性，但可以想辦法減少一半以上的風險」。

容我在此打個岔，大家聽過「生活習慣病」這個名詞嗎？實際上這並不是一種疾病，「生活習慣病」簡單說來就是「因生活習慣引發的疾病統稱」。它本來被稱作成人病（或慢性病），但這些狀況不僅出現在成人身上，而且即使是成人也能透過改善生活習慣來預防，因此後來被認為是不正確的稱呼，於是日本在一九九六年重新更名。「生活習慣病」的正確定義是：與飲食、運動、抽菸、喝酒、壓力等生活習慣有深刻關聯，且會因此發病的疾病統稱（引述自日本厚生勞動省官網*1）。

生活習慣病也包含肥胖、高血壓、糖尿病等疾病在內，而且很多人並不曉得，「癌症也屬於生活習慣病的一種」。是的，癌症是一種會因生活習慣引發，但同時也能事先預防的疾病。聽到這裡想必很多人都會嚇一跳吧？雖然我在前面內容說過，「癌症是因遺傳因子受損而引發的疾病」，但另一方面，「癌症也算是一種生活習慣病」。

坦白說，講述這個章節等同於要向某幾個業界宣戰，其中最具代表性的就是菸草業。由於我有可能因此惹上官司，所以我已事先與律師商議，在清楚風險的前提下書寫這一章的內容。

接著我會介紹幾項現在就能立即行動以預防癌症的做法。大家肯定會說：「如果能輕易做到，我就不必這麼辛苦了。」說實在話，我也不是能完美執行全部項目，但大家不妨先試著從能做到的部分開始，再循序加入其他項目。

預防癌症的六大條件

前言說得有點長了，就直接切入結論吧，以科學實證為基礎的防癌方法有以下六種：

1. **戒菸**
2. **避免過量飲酒**
3. **注意飲食內容（少鹽分、多吃蔬菜與水果、避免過熱）**
4. **養成運動習慣**

5. 不過胖也不過瘦

6. 檢查是否感染肝炎等病毒

大家是不是覺得很普通？還是感到很意外？接下來就讓我來一項一項具體說明吧。

抽菸者會高出一．五倍罹癌風險

第一項是戒菸。沒有抽菸的人先別認為「這跟我無關」而急著跳過這一段內容。根據研究結果指出，要預防癌症，首先建議抽菸的人「戒菸」，而沒抽菸的人則是要「避免吸入他人的二手菸」。

抽菸本身會造成癌症，本來就是全世界的共通常識，而且還有強力的科學佐證。一般人對抽菸的印象就是從口中吸入再吐出，感覺上菸經過的路徑才會有罹癌風險，也就是肺癌或口腔部位的癌症，但事實上不只這些，食道癌、胃癌、大腸癌、胰臟癌、乳癌等等癌症也都與抽菸有關。

依據其他研究顯示，抽菸的人比起不抽菸的人高出一．五倍的罹癌風險*2。似乎有些人仍認為抽菸跟癌症毫無關係，我在此先說清楚，抽菸絕對會影響罹癌風險，相較其它情況，抽菸導致癌症的證據更加明顯。

我以前也是個癮君子，因此非常能夠體會大家不想戒菸的心情。大家很難想像戒菸後的日常生活會是什麼樣子吧？話雖如此，現在社會的菸稅逐漸提高，能夠抽菸的場所也不斷縮減。

大家就請試著戒菸看看吧！

我建議有菸癮者可以去醫院的戒菸門診就醫。「我又沒病，我才不要去醫院呢！」是不是有些人會這麼想呢？戒菸門診會使用含有尼古丁的藥物，是最能夠無痛戒菸的方式。根據一項調查報告顯示，透過禁菸三個月，去醫院就診五次的做法，每兩人就有一人能夠戒菸成功。[*3]

而且戒掉菸癮，不僅能省下金錢，還能節省大量的時間，飲食也會變得更加美味[*4]。另外，戒菸不怕失敗，即使過去曾失敗過，只要再挑戰一次就好了。

說個題外話，大家要特別注意跟香菸有關的研究。過去有許多關於抽菸跟健康的研究報告，其背後金主都是菸草公司，他們故意引導出「抽菸對身體健康沒有太大影響」的結果。有越來越多的醫學界人士認為，由菸草公司出資的研究結果毫無可信度。

被動吸菸者會增加一・三倍的風險

接著，我要告訴不抽菸者的防癌重點就是「避免吸入他人的二手菸」。

比如丈夫會吸菸，而且又在室內抽，那麼太太就會跟著吸入菸味，這就稱為「被動吸菸」。有研究結果指出，被動吸菸的人罹患肺癌的危險性，比沒有被動吸菸的人高出一・三倍。這份報告是經過九項研究所得到的結論，極具有公信力。不過，研究期間卻出了一件有點可笑的事。

二〇一六年，世界第三大的日本菸草公司（Japan Tobacco，簡稱ＪＴ）對研究結果提出反對意見，他們表示「僅就此研究結果，難以斷定被動吸菸確實與肺癌有關*5」。

針對此一說法，發表研究報告的日本國立癌症研究中心在一個月後提出「見解」，一一反駁ＪＴ所說的話*6。

我也仔細閱讀過相關報導，ＪＴ的發言盡是試圖將風向帶往對本身產業有利的方向，可悲地想刻意誤導民眾。有關這些過程都有公開報導，我十分推薦對此有興趣的讀者讀一讀。大家看過就能明白，這間菸草公司如何試圖用誘導手段，主張罹癌「不能都說是抽菸所害」。

最後我想說一句真心話。從我身為癌症專家的立場來看，抽菸的人就是不斷地吸入「癌症之源」，如同嘴上明明說不想出車禍，卻閉著眼睛闖紅燈過馬路的人一樣。雖然有些人能夠幸運逃過一劫，但為何不打從一開始就小心步行，等到綠燈再過馬路呢？

還有，外科醫師都很討厭抽菸的人，因為抽菸者不但傷口癒合較慢，還比沒抽菸的人有更高的危險性引發嚴重併發症。來找我求診並準備接受大腸癌手術的患者，我向來都會要求他們戒菸。在外科醫師之中，甚至也有人主張「不能戒菸就延後手術，或乾脆不要幫他開刀」。除了上述原因，抽菸還有一個意想不到的缺點，那就是抽菸者術後比較多痰，經常會咳嗽，由於腹部會使力，導致剛縫合的傷口更加疼痛。

酒是百藥之長？喝蔬菜汁有效嗎？

接著我要談談喝酒這件事。有研究報告說適量飲酒有益健康，但本來就不喝酒的人不必勉強自己喝，至於每天飲酒的人，建議酒精攝取量不要超過二十三克。我們可以用以下方式簡單換算：

啤酒不超過一大瓶（六百三十三毫升）
葡萄酒不超過兩杯
威士忌、白蘭地不超過一杯雙份（Double）的量
日本酒不超過一合（一百八十毫升）
燒酎、泡盛不超過三分之二合

以上述標準來看，假設是日本酒，一天只能喝一合的意思。可不是說你當日喝完一合內的日本酒，可以再喝一杯雙份威士忌，或是覺得這樣還不夠，最後能再來點燒酎。

過量飲酒會直接影響罹患肝癌、大腸癌、食道癌等癌症的風險。

除此之外還有一份資料可供做為飲酒分量的參考，歐洲在二〇一八年提出另一份大型研究結果，報告中指出「一週酒精攝取量不超過一百克的人」最能遠離所有死因。*7

不過，遺傳會強烈影響不同種族喝酒量的多寡，若就研究結果而概括而論便會出現問題。我們現階段雖然還無法準確解釋，總之「過量飲酒絕對有害健康」。

另外還有人說「麻醉對大量飲酒的人很難起效果」。我曾向從事麻醉科醫師的友人求證過這點，以下是他的回答：「長期有飲酒習慣的人確實需要更多的安眠藥（鎮靜劑）或止痛劑（鎮痛藥）才能達到同等作用*8。我身為麻醉科醫師也深有體會，不過當病患手術需要接受全身麻醉時，我們會安排足夠讓病人陷入沉睡的麻醉藥分量，因此大家一點也不需要擔心。」

吃菜就能消滅癌細胞？

講完抽菸、喝酒這些嗜好，我們終於要開始談論食物了。這部分一直存在許多真偽難辨的傳言，以下是我簡單整理出特別針對防癌需要注意的三個研究結果：

1. 男性一天只能攝取不超過八克的鹽分，女性不超過七克（兩者都是18歲以上）

2. 須攝取足量的蔬菜與水果

3. 過熱的食物與飲品請先放涼

這邊比較麻煩的是，雖然「很少吃蔬菜與水果的人罹癌風險較高」的確是事實，同時卻也「不能證明常吃蔬菜與水果的人就能夠防癌」。聽聞如此，大家似乎會罵說「那我們該怎麼辦！」目前我們只能先假設尚不知有無成效，不過這只是針對防癌效果的結論，對於減重節食、預防腦梗塞或心肌梗塞方面，我還是建議多攝取蔬菜與水果。

我並沒有建議一定要吃多少分量，但有一些數值可供參考。有人建議「蔬菜每天要攝取三百五十克」（健康日本21＊9），世界衛生組織（WHO）則是建議一天要攝取總計超過四百克的蔬果類，才有助於預防生活習慣病＊10。

光是說三百五十克的蔬菜很難讓人理解，於是日本農林水產省的官網便教導大家能用以下的方式簡易計算：

將小碗（小盤）分量的蔬菜視為一份（約七十克）、大盤盛裝的蔬菜就視為兩份來計算，一個人每天要吃超過五份（七十克×五盤＝三百五十克）。以上的小盤蔬菜是用「燙青菜（一小碗）、蔬菜沙拉（一盤）、燉南瓜（一碗）」來算。

（源自農林水產省「一日蔬菜攝取目標量的三百五十克是多少蔬菜」＊11）

此外，營養管理師鹽野崎淳子女士也有給我具體的建議。

「建議大家每天都要攝取一份的蔬菜量。營養管理師常用來估算蔬菜攝取標準量的做法是用手掌大小來計算。若以生菜為例，雙手捧起來的分量是一份；水煮過的蔬菜則以單手大小計為一份。

其他像是加了許多配料的味噌湯，因為加入蔬菜能夠減少湯汁，能順帶達到減鹽的目標，有一石二鳥的效果。另外要注意，一日蔬菜攝取量裡面須包含三分之一的黃綠色蔬菜。光吃四百克的黃瓜，那也是無助於營養攝取。」

原來如此，用「手掌大小」來計算真是個方便的技巧，而且也不是大量吃菜就一定是好事呢！

還有一點要注意，食用熱燙食物容易有罹患食道癌的風險。雖然說要先「放涼」，但研究並沒有確切說要等到多涼才可以，不過吃熱食的確會提升罹患食道癌的風險。

加工肉品與紅肉會致癌？

現在我們來談談加工肉品與紅肉。

首先是加工肉品。在隸屬WHO的國際癌症研究署（International Agency for Research on Cancer，簡稱IARC）所發表的致癌性因子分類中，加工肉品屬於「1級」（具有充分證據顯示其對人體有致癌性）。所謂的加工肉品就是火腿、香腸、培根等等經過加工後的肉類，此類食品都被明確指出有致癌性，建議「避免食用」。而營養學定義的紅肉，指的是牛肉、豬肉、羊肉、馬肉（不包含雞肉），不同於一般肉攤所說的「紅肉」。這些紅肉在前面提到的分類中屬於「2A級」（可能對人體有致癌性）。*12

只不過身為日本人，我認為這套對於加工肉品與紅肉的標準是否能直接套用到日本人身上，目前尚有可議之處。因為WHO用來歸類是否具有致癌性的根據，並非以日本人為研究對象。由於是不同人種，他們所攝取的肉量遠高過於日本人所食用的分量，所以我們也不能概括而論。

日本國立癌症研究中心的報告這麼說：「以科學實證來分析紅肉、加工肉品對日本人罹患大腸癌的影響……（中略）判定為『有其可能性』。」與WHO的判斷標準相比，日本研究在判定上較為寬鬆，究其差異原因，可能是「受到日本人對紅肉、加工肉品的攝取量較低所致」。

那麼我們該怎麼做呢？

我們能從上述研究結果做此推測：「不要過量食用紅肉與加工肉品。」但是我們尚且無法訂定確切分量，若硬要找出一個參考標準，可以參照美國癌症研究機構（AICR）與國際癌症研究署（IARC）所提出的共同建議：「每週不要攝取超過五百克的紅肉（調理後的重量）」。*13

儘管如此，人體如果完全不吃肉，將無法獲得肉類所含的營養，可能會出現壞處。老實說，我們在防癌上仍無法確定加工肉品與紅肉的真正影響，我本來很猶豫要不要寫這一段，但是這個問題有可能會在未來研究中得到結果，所以才決定記錄下來。

定期運動、控制體重有多重要？

接著我們來聊運動。非常神奇地，有多項研究結果都說運動有助於防癌，而且運動除了防癌，還能降低罹患高血壓與糖尿病的危險性。除了這些優點以外，也有研究指出運動能降低罹癌與因心臟疾病引發的死亡風險。*14

總而言之，運動非常有益於身體健康。

那我們該維持多少運動量呢？這個問題也是無法用「就是這個數字」來劃線區分。例如日本國立癌症研究中心提出的「以科學實證為基礎的防癌方法」裡便有提到：「建議一天要有六十分鐘如步行或與此同等強度的身體活動，且一週內須進行約六十分鐘會加速呼吸並確實流汗的運動。」

下面所言則是我的個人看法。如果想定期運動，與其強迫自己在假日開始運動，不如在日常生活中採取一些做法並養成習慣，這才是能夠長期保持運動習慣的方式。例如住在市中心的人，搭捷運時可以提前一站下車，改為步行，或是搭公車時提前一站下車，養成每天早上固定去散步的習慣。另外，如果家中有飼養需要出門散步的狗狗，每天就必定要出去走走，這也許是一個促進健康的好方法，雖然聽起來反而像是狗在遛人一樣。

不過胖，也不過瘦

談完運動，我們現在來說說「體型」。其實過胖或過瘦都有很高的罹癌風險。

以下是針對日本人進行的研究結果。下頁圖表是以BMI值為二十三至二十五的人為標準（縱軸的死亡風險設為1），標示其他人有多高的死亡風險。

BMI值是身體質量指數（Body Mass Index），也稱為肥胖指數，為表示當事人肥胖程度的指標。請大家先計算出自己的數值。算法很簡單，只要有體重值、身高值、一台計算機就可以算出來。計算公式如下：

BMI＝體重（kg）÷〔身高（m）×身高（m）〕

請注意身高是以公尺計算，假設身高是一百六十八公分的人就是一．六八。以我為例，我是一百七十六公分八十公斤，所以BMI值是80÷（1.76×1.76）＝25.8。

圖表中橫軸最左邊的人，BMI值落在十四至十八．九，是非常瘦的人。回過頭來

BMI 值與死亡風險之關聯性
（七份日本世代研究的巨量資料分析）

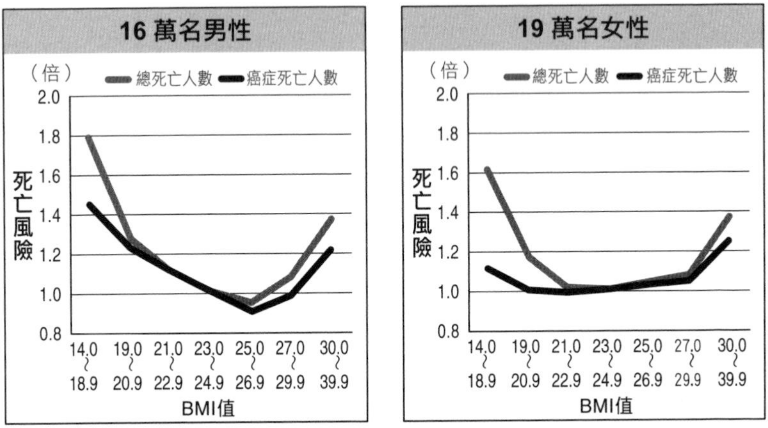

出處：日本國立癌症研究中心・社會與健康研究中心・預防研究小組
以科學實證為基礎評估罹癌風險與提出防癌指引之相關研究
肥胖指數（BMI）與死亡風險
http://epi.ncc.go.jp/can_prev/evaluation/2830.html

看，我的BMI值為二十五・八，若想要變成最左邊的人（目標BMI值為十六），我必須減少三十公斤，讓體重變成五十公斤才行。

此例圖的橫軸越往右邊移動就代表體型越肥胖，縱軸則代表死亡風險。也就是說，若用文字解釋左側的男性圖表，「極瘦的人死亡風險很高，隨著體重逐漸增加，死亡風險也會跟著下降，可是當BMI超過二十七時，死亡風險又再度上揚，超過三十的話更是快速上昇。」

如果我們除癌症之外也容易因其他病而死亡的話，這份數據就沒有意義，因此這份圖表中也有標出「總死亡風險（包含所有原因之死亡）」。

從圖表可知，當男性或女性的BMI值落在二十一至二十七區間，因癌症或其他原因而死亡的人數較少。但是請各位讀者注意，這個數字並非絕對準確。此圖表最重要的意義是「過胖或過瘦的人，因癌症或其他病因死亡的風險較高」。

透過五項生活習慣降低一半的發病風險

研究報告指出*15，透過前述五種生活習慣（戒菸、避免過量飲酒、注意飲食內容、養成運動習慣、不過胖也不過瘦）與檢查病毒感染的做法，五三・三%的男性與二七・八%的女性有機會成功預防癌症。

從下一頁的圖表可以看到，男性中有二九・九%是因為抽菸或被動吸菸而罹患癌症，另有二二・八%的人是因感染導致罹癌。而女性則有一七・五%的人出於感染，六・二%為抽菸或被動吸菸而罹癌。嚴格來說，這份研究除了我介紹的五種生活習慣以及病毒感染引起的癌症，也包含由HTLV-1（人類嗜T淋巴球病毒）或EBV（人類皰疹病毒第四型）等病毒引發的癌症，所以，一般情況下可能不至於到如此高的數值，但也能當成一種參考。

沒想到男性這一方的數據會超過五成，可見上述這些生活習慣對罹癌的影響有多大。

日本人罹癌的主因

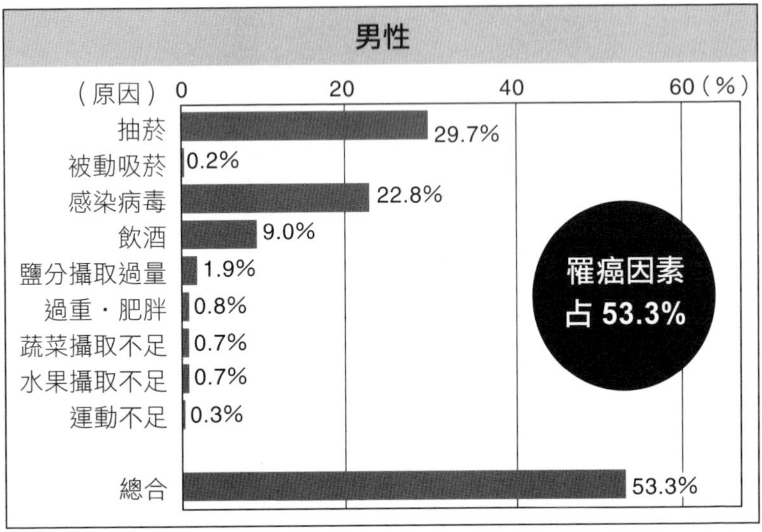

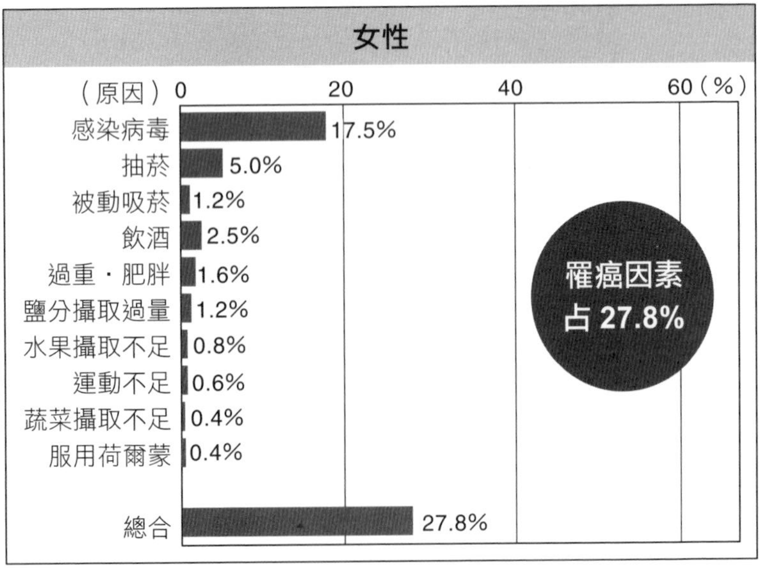

出處：根據日本國立癌症研究中心・癌症資訊服務製作而成

應該注射子宮頸癌疫苗嗎？

前面提過的「預防癌症的六大條件」最後一項不是關於生活習慣病，而是檢查是否感染肝炎等病毒。我們要檢查自己是否在無意之間已感染會引起癌症的病毒，若有感染就要趕快治療。這類「病毒」指的是肝炎病毒、幽門螺旋桿菌、人類乳突病毒。有許多研究證明，肝炎病毒會引發肝癌，幽門螺旋桿菌會引起胃癌，至於感染人類乳突病毒則會提高女性罹患子宮頸癌的危險。

目前並沒有確切說法，說明要怎麼做才能預防上述由病毒引發的癌症，所以下一段所說的內容，是基於我個人想法所提出的建議。（日本國立癌症研究中心發表的「給日本人的防癌法」裡面，也建議大家要檢查是否感染肝炎病毒與幽門螺旋桿菌。）

・肝炎病毒↓找居家附近常去看的醫師，抽血檢查是否感染。
・幽門螺旋桿菌↓到居家附近設有腸胃專科的醫院看診，自費做幽門螺旋桿菌檢查加治療。（不過沒有科學實證明白指出「這麼做就能降低罹癌可能」，只是在我現階段的想法中，這是最好的做法，或許也有「實際上完全沒用」的可能性。）

此外，我建議各位接種「子宮頸癌疫苗（又稱HPV疫苗）」。子宮頸癌疫苗指的是針對人類乳突病毒這個會引發女性子宮頸癌、男女皆可能出現的中咽頭癌、肛門癌的疫苗。在日本，原本法律上規定日本國民到中學一年級時都要接種此疫苗。不過，因陸續有女學生出現副作用而引發爭議與媒體輿論，厚生勞動省便曾表示「不建議過度積極推廣」，維持一種不知是否該建議國民接種的模糊狀態。

＊編按：在臺灣，國民健康署自一〇七年起全面提供國中一年級女學生公費施打HPV疫苗。

雖然很少見，但施打子宮頸癌疫苗的副作用中，確實有部分極嚴重的狀況。依據日本厚生勞動省官網的報告（子宮頸癌預防疫苗Q&A＊16），九十六萬接種疫苗者之中，有一人會引發過敏性休克；約八百六十萬接種疫苗者中，有一人會出現複雜性局部疼痛症候群（因外傷引起慢性疼痛的不明原因疾病）。

一些人的確因為出現上述狀況，直到現在仍為此所苦。

但是，相互衡量疫苗可能引發副作用的危險機率與接種疫苗的好處，我認為施打疫苗的好處較大。不過，我身邊若也有發生嚴重副作用而深受折磨的人，也許我就無法這麼篤定地說了。我的想法畢竟只是以全國人民為考量基準，只著重在好處是否大過於壞處。

我常被朋友問「不知道該不該讓孩子施打這個疫苗」，我會先讓對方看方才提到的網站，並說明引發副作用的比率，再告知對方：「若你覺得這太危險那就不要施打，或你認為機率很小並不擔心，那就讓他接種疫苗。施打疫苗之後，有預防子宮頸癌與其他癌症的顯著效果。如果我有小孩，無論是男是女我都一定會讓他們打疫苗。」

關注遺傳跟體質有意義嗎？

「我家的人容易罹患癌症，所以我一定也會罹癌。」相信很多人都聽過這句話吧？

關於遺傳與癌症的關聯性，直接從結論上來說，「目前人們正逐漸揭開癌症和遺傳關聯性的神祕面紗，但是還有很多不明之處。」加上現代罹癌人數眾多，我們很難判定遺傳上有多大的影響。此外，像是「父親與爺爺都是胃癌，我肯定也會得胃癌」這種自己會與家人得到相同癌症的擔憂，截至目前為止，我們尚無強力的根據可佐證有這樣的規律。

當然，我覺得人的確有可能被遺傳因子影響而得到類似的癌症，只不過造成「跟父母罹患相同癌症」的那種狀況，我認為絕大原因是出在父母與子女有類似的生活習慣，才因此有得到相似癌症的高度風險。從這個角度切入，「父親與爺爺都是胃癌，我肯定也會得胃癌」也不能說是完全不可能的說法。

無論如何，我的真心話是這樣的：

「現在是兩人中就有一人罹癌的高危險性時代，加上現代有各種癌症，與其在意父母或祖先罹患的癌症，倒不如做好目前所知的防癌方法，付出努力，全面降低風險。」

但是大家要注意一件事，在種類繁多的癌症之中，有些類型會由父母親傳給子女。這類癌症有好幾種，我舉兩個最具象徵性的癌症，請大家列入檢查名單。若你的家族史是容易罹患此類癌症者，可以經由各種檢查，降低因此種癌症而死亡的風險。

第一種癌症的名稱顯為人知，稱為「林奇氏症候群（Lynch Syndrome）」，此症患者自年輕時期就容易罹患大腸癌或子宮體癌。

在實際醫院看診時，大部分醫院若非主治醫師認為「這位患者可能有林奇氏症候群」的話，幾乎不會主動檢查來進行相關診斷。

另一方面，林奇氏症並不是那麼廣為人知，跟此無關的人或許可以跳過這一段，但若你有家人或自己罹患癌症，請務必做後述①②的檢查。如果情況符合其中一項，請拿此書向主治醫師請教：「這本書說我有可能是林奇氏症候群，請問我需要做進一步檢查嗎？」有些現年超過四十五歲的醫師可能沒聽過林奇氏症候群，會一時反應不過來，那麼你可以告訴他這就是「遺傳性非瘜肉結直腸癌綜合症（Hereditary Non-Polyposis Colorectal Cancer，簡稱HNPCC）」，此疾病是直至近年才更名，有些醫師可能只認識它過去的名稱。

以下兩種是醫師診斷時使用的標準，會稍微摻雜部分專業術語。

①阿姆斯特丹標準第二版（Amsterdam II criteria, 1999）

家族史中至少有三位有血緣關係者曾罹患林奇氏症候群相關癌（大腸癌、子宮內膜癌、腎盂・輸尿管癌、小腸癌），且滿足下列條件。

- 有一位罹癌者是另兩位其中一人的一等親（父母、子女、兄弟姐妹的關係）
- 至少有連續兩個世代出現癌症
- 至少有一位患者未滿五十歲
- 腫瘤在病理學上屬於癌症
- 排除FAP（Familial Adenomatous Polyposis，家族性結直腸瘜肉綜合症）診斷

②Revised Bethesda Guidelines（2004）

符合下述任一項目的大腸癌患者，建議進行比對腫瘤組織的MSI（微衛星不穩定）測試。

- 未滿五十歲被診斷出大腸癌。無關年齡差異，有同時性（在同一人身上同時發現多種癌症）或異時性大腸癌（間隔一段時間後，在同一人身上發現罹患大腸癌），或有其他林奇氏症候群的相關腫瘤＊。

・未滿六十歲，被診斷出的MSI-H現象（高度微衛星不穩定性）經過病理組織分析＊＊後為大腸癌（※筆者註：此為醫師用）。

・大腸癌患者的一等親之中，有一人以上罹患林奇氏症相關腫瘤，其中之一未滿五十歲。

・無關年齡差異，大腸癌的患者有超過兩位一等親或二等親患有林奇氏症相關腫瘤。

＊大腸癌、子宮內膜癌、胃癌、卵巢癌、胰臟癌、膽道癌、小腸癌、腎盂・輸尿管癌、腦瘤〔通常是被視為透克氏（Turcot）症候群的神經膠母細胞瘤（glioblastoma）〕、Muir-Torre症候群的皮脂腺瘤或角化棘皮瘤

＊＊腫瘤浸潤性淋巴球、淋巴反應增生、黏液腺癌、印戒細胞癌、髓質增生

（節錄自「遺傳性大腸癌診療指引二〇一六年版」，部分敘述有所更動[＊17]）

需要為了防癌而切除乳房嗎？

二〇一三年曾有一則有關乳癌的大新聞。當年全球大篇幅報導女星安潔莉娜裘莉為預防乳癌，將兩側乳房切除。她之所以這麼做是因為體內會引發遺傳性癌症的遺傳基因BRCA1出現變異，此類患者的癌症稱為「遺傳性乳癌暨卵巢癌症候群」。因為名稱很

長，專家通常使用英文簡稱——HBOC。有這類基因變異的人，在七十歲罹患乳癌的可能性有五成，得到卵巢癌的可能性高達十八%至四〇%的機率。加上安潔莉娜裘莉的母親四十九歲罹患卵巢癌，接著又發現乳癌，於五十六歲病逝。而且據說她的外婆也是死於卵巢癌，阿姨則是因乳癌過世。HBOC就如同這種情況，在同一家族中常見多人罹癌。

安潔莉娜裘莉為了預防乳癌，在二〇一三年動手術切除乳房，又在二〇一五年切除卵巢。（「為何安潔莉娜裘莉要切除健康的乳房、卵巢、輸卵管？」PRESIDENT Online*18）

自她選擇切除乳房預防癌症之後，大眾忽然開始關注起HBOC，也在醫師界引起巨大影響。據我一位專家朋友所述，在那之後，專門研究遺傳性癌症的醫學會頓時出現許多乳癌專業醫師申請加入。那麼對於國內有BRCA遺傳因子變異情況的人，是否該如安潔莉娜裘莉那樣，為防癌進行手術這一點，日本有何看法呢？

我們先看看乳癌診療指引怎麼說。

針對未得乳癌，但有BRCA遺傳因子變異的人，切除兩側乳房「在生存率方面雖無顯著改善效果，可是仍具有此傾向，接受手術也確實有降低乳癌發病風險的效果，且有報告指出，手術能減輕患者對於罹患乳癌的不安，從這些觀點考量，醫師可基於患者本人意願稍微提出建議」。

另一方面，「只有右側或左側乳房出現乳癌的人，為了預防而切除無乳癌的另一側乳房」這種做法呢？這麼做「不但能減低乳癌發病風險，還能改善整體生存率，因此醫師可基於患者本人意願，在有完善遺傳諮詢系統的醫療環境下，積極建議患者進行手術」。（乳癌診療指引CQ3[*19]）

此外，HBOC也有引起卵巢癌的危險性。針對動手術切除卵巢預防發病的做法，指引上表示，「有BRCA1或BRCA2遺傳基因變異且無生育打算的女性，可強烈建議當事人接受RRSO手術（*筆者註：預防性輸卵管與卵巢切除手術）」。（乳癌診療指引CQ5[*20]）

在這裡提供一份由「日本HBOC研究協會」提出的檢查列表。請依據表格的問題，分別回答母系方與父系方各自的家族病史情況。若包含你自己在內，你的家族中有任何人符合檢查項目，就代表你比一般人有更高的可能性罹患遺傳性乳癌暨卵巢癌症候群。

治療這種遺傳性癌症的醫師不僅必須是對付癌症的專家，還得熟悉遺傳學，若只是負責治療癌症的醫師可能不太了解此類疾病，所以我建議有需要的人應該去找專門的醫師。在搜尋網站上輸入「遺傳諮詢門診」或是「基因醫學部」就能立刻找到資料。我的專業是大腸癌，目前也正努力取得針對遺傳性癌症的專門醫師執照（也稱臨床遺傳專科醫師）。

遺傳性乳癌暨卵巢癌症候群（HBOC）
簡易檢查表

☐	有家人未滿 40 歲就罹患乳癌嗎？
☐	不分年齡，有家人罹患卵巢癌（包含輸卵管癌、腹膜癌）嗎？
☐	不管發病時期，你的家族之中是否有一人曾罹患超過兩種原發性乳癌？
☐	家族中曾有男性罹患乳癌嗎？
☐	包含你在內的家人中，有超過三人罹患乳癌嗎？
☐	有家人曾罹患三陰性乳癌嗎？
☐	你的家族中有確診 BRCA 遺傳因子變異的人嗎？

出處：引用「日本 HBOC 研究協會」網站並自行設計列表

本章提到的「以科學實證為基礎的防癌方法」，是利用日本國立癌症研究中心資訊服務網，及以此為根據所著論文（Sasazuki S, et al. Evidence-based cancer prevention recommendations for Japanese. Jpn J Clin Oncol. 2018 Jun 1;48(6):576-586）為研究標準，針對日本人進行研究後的結果。研究對象多為40歲到70歲，也包含部分年齡為35歲以上，以及到100歲左右的人。
https://ganjoho.jp/data/public/qa_links/brochure/knowledge/301.pdf

＊1 https://www.e-healthnet.mhlw.go.jp/information/dictionary/metabolic/ym-040.html

＊2 Inoue M. et al. Evaluation based on systematic review of epidemiological evidence among Japanese populations: tobacco smoking and total cancer risk. Jpn J Clin Oncol. 2005;35(7):404-411.

＊3 平成28年度診療報酬改定之結果驗證相關特別調查（平成29年度調查結果），尼古丁依存症管理科提出的戒菸治療效果等相關調查報告

＊4 https://sugu-kinen.jp/treatment/cost/

＊5 JT針對日本國立癌症研究中心所提出被動吸菸與肺癌相關報告之回應
https://www.jti.co.jp/tobacco/responsibilities/opinion/fsc_report/20160831.html

＊6 對於JT回應被動吸菸與肺癌關聯報告之看法
https://www.ncc.go.jp/jp/information/pr_release/2016/0928/index.html

＊7 Risk thresholds for alcohol consumption: combined analysis of individual-participant data for 599 912 current drinkers in 83 prospective studies. VOLUME 391, ISSUE 10129, P1513-1523, APRIL 14, 2018.

＊8 Fassoulaki A, et al. Is chronic ethanol consumption associated with tolerance to intrathecal lidocaine in the rat? Anesth analg. 1990 May;70(5):489-492.

＊9 https://www.mhlw.go.jp/www1/topics/kenko21_11/b9.html#A95

＊10 World Health Organization. WHO Technical Report Series 916. Diet, Nutrition and the Prevention of Chronic Diseases. Report of a joint WHO/ FAO Expert Consultation. Geneva: WHO, 2003

＊11 http://www.maff.go.jp/kyusyu/seiryuu/yasaikudamono/pdf/yasai350g_1.pdf

＊12 Bouvard V, et al. Carcinogenicity of consumption of red and processed meat. Lancet Oncol. 2015 Dec;16(16):1599-1600.

＊13 https://www.wcrf.org/dietandcancer/recommendations/limit-red-processed-meat

* 14 Inoue M, et al. Daily total physical activity level and premature death in men and women: results from a large-scale population-based cohort study in Japan (JPHC study). Ann Epidemiol. 2008;18:522-530

* 15 Inoue M, et al. Attributable causes of cancer in Japan in 2005—systematic assessment to estimate current burden of cancer attributable to known preventable risk factors in Japan. Ann Oncol. 2012;23(5): 1362-1369

* 16 https://www.mhlw.go.jp/bunya/kenkou/kekkaku-kansenshou28/qa_shikyukeigan_vaccine.html

* 17 http://www.jsccr.jp/guideline/2016/hereditary_particular.html#no2

* 18 https://president.jp/articles/-/15072

* 19 http://jbcs.gr.jp/guidline/2018/index/ekigakuyobo/cq3/

* 20 http://jbcs.gr.jp/guidline/2018/index/ekigakuyobo/cq5/

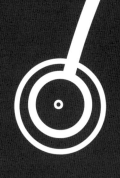

第5章 該不該做癌症篩檢？

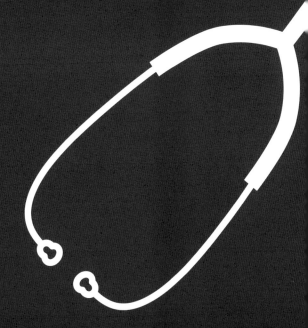

醫師是真心建議做癌症篩檢嗎？

本章要介紹用來檢查本身是否罹癌的「癌症篩檢」。

我常在週刊之類的書報上看到報導主張「不該接受癌症篩檢」，大家應該也有看過吧？老實說，我非常猶豫要不要在本書中寫下關於癌症篩檢的事，因為這個領域有一些問題，加上很難解釋清楚，沒辦法輕易地建議大家「這樣做最好」。

不過當我開始執筆這一章節時，我幾乎已研究過所有能蒐集到手的資料。除了各種診療指引，還閱讀過近十年來出版有關於「癌症篩檢」文章的所有書籍。結果發現有贊成派、反對派、不支持也不反對派等各種主張，除此之外還有不屬於任何派別，由健康資訊學的專業學者所提出的意見。百家爭鳴的說法花了我不少時間統整資料。

自己的健康得由自己來守護，請各位讀者不要跳過這一章，一定要看到最後。

癌症篩檢分為兩大類

我先說明幾個重點當作開場前提。

針對癌症篩檢的討論有兩大重點。第一點，「癌症篩檢五花八門，不同的癌症可能會是完全不同的狀況」。換句話說，「我們對癌症篩檢不能一言以蔽之」。另一要點則是，「依據個人看法不同，『接受篩檢』或『不接受篩檢』的判斷標準有很大的差別」。

請大家先了解一個背景知識，癌症篩檢共分為兩類，這兩種篩檢的性質迥然不同。

1. 對策型癌症篩檢

這是透過政府下達政策的方式，以縣市鄉鎮為單位，請該區的每一位居民進行篩檢。因為這個篩檢是為了幫助國民預防癌症所提出的政策，所以稱為對策型篩檢，大腸癌篩檢、乳癌篩檢等皆符合此類。

2. 自主型癌症篩檢

從「自主」兩個字就能明白，這是由個人自由決定是否接受的篩檢類別，身體健康檢查等等便屬於此類。

上述兩種類別的差異在於對策型篩檢會運用國家公費，讓民眾以較便宜的價格或免費接受篩檢，如果是自主型篩檢就要自己負擔全額。換句話說，因為對策型篩檢會用到國民的稅金，所以只會推廣目前已知確實有效的癌症篩檢。

大家了解此前提之後，我先將醫療現況清楚說明，再整理出接受癌症篩檢的優缺點。那麼我們先來看日本建議做的癌症篩檢項目。

＊編按：臺灣現由政府補助四大癌症篩檢，凡符合條件者皆可免費篩檢。
大腸癌——五十歲以上、未滿七十五歲的男女，應每二年做一次糞便潛血檢查。
子宮頸癌——三十歲以上的女性，應每三年至少做一次子宮頸抹片檢查。
乳癌——四十至四十四歲有乳癌家族史的女性，或四十五至六十九歲的女性，應每二年做一次乳房攝影檢查。
口腔癌——三十歲以上有嚼檳榔（含已戒）或吸菸者，應每二年做一次口腔黏膜檢查。

日本現行的對策型癌症篩檢內容

癌症類型	檢查項目	適用對象	就診時間間隔
胃癌	問診後，可選擇胃部 X 光檢查，或胃鏡檢查其中一項	50 歲以上 *目前 40 歲以上者可接受胃部 X 光檢查	2 年 1 次 *目前 1 年可做 1 次胃部 X 光檢查
大腸癌	問診及糞便潛血檢查	40 歲以上	1 年 1 次
肺癌	問診、胸部 X 光檢查及痰液抹片檢查	40 歲以上	1 年 1 次
子宮頸癌	問診、視診、子宮頸抹片檢查或是內診	20 歲以上	2 年 1 次
乳癌	問診及乳房 X 光檢查（乳房攝影術）	40 歲以上	2 年 1 次

註：僅限 50 歲以上人士接受胃癌篩檢

出處：日本厚生勞動省 ・ 從大方針決定癌症篩檢之內容（截至 2019 年 5 月）

日本的癌症篩檢

上一頁的表格是日本目前由政府推廣的對策型篩檢。反過來說，除了這些之外的「方法」，或是當事人超過表定範疇的「年齡」，都不建議去做檢查。我在更深入細探內容後，自「以科學實證為基礎之癌症篩檢」推廣網頁的資料繪製成後方表格。詳細內容請參閱下一頁。

位於表格正中偏左位置標示的「建議等級」之定義如下：

A為效益具備充足實證，非常建議。

B為有部分實證，可以建議。

C為雖有證據，但是含有危害的部分也不少，不建議做為對策型篩檢項目，自主型篩檢可依當事人自行判斷。

D為實證上有爭議，不建議做為對策型篩檢與自主型篩檢項目。

這裡提到的「效益」是指「減低因癌症引起的死亡率」。

另外，標示I者，代表目前尚未清楚是否具有效益，所以不建議當作對策型篩檢項目，但是在自主型篩檢中，「不妨礙當事人依個人判斷決定就診」。嗯……這個結論聽起來好像很不乾脆呢。

以科學實證為基礎之癌症篩檢

檢查部位	適用對象	檢查項目	建議等級	判定結果		建議實施方式	
				有降低死亡率的證據	不利情況的比例	對策型篩檢（地區居民癌症篩檢等）	自主型篩檢（個人健康檢查等）
胃	50歲以上男女	胃部 X 光檢查	B	有	效益大於危害	建議	建議
		胃鏡檢查	B	有	效益大於危害	建議	建議
		胃蛋白酶原檢測法	I	不足	效益大於危害	不建議	依個人判斷決定
		幽門螺旋桿菌抗體	I	不足	效益大於危害	不建議	依個人判斷決定
大腸	40歲以上男女	糞便潛血檢查	A	有	效益大於危害	建議	建議
		乙狀結腸鏡檢查	C	有	可能利弊均等	不建議	建議
		乙狀結腸鏡檢查＋糞便潛血檢查	C	有	可能利弊均等	不建議	可實施
		全大腸鏡檢查	C	有	可能利弊均等	不建議	可實施
		大腸鏡檢查	C	有	可能利弊均等	不建議	可實施
		肛門指診	D	無	—	不建議	不建議

出處：根據「以科學實證為基礎之癌症篩檢」推廣網頁資料製成

肺部	超過40歲以上男女	針對非高危險族群的胸部X光檢查以及針對高危險族群同時實施的胸部X光檢查及痰液抹片檢查	B	有	效益大於危害	建議	建議
		低輻射劑量電腦斷層	I	不足	危害可能大於助益	不建議	依個人判斷決定
子宮頸部	20歲以上女性	抹片檢查（常規法）	B	有	效益大於危害	建議	建議
		抹片檢查（液態抹片）	B	有	效益大於危害	建議	建議
		含 HPV 檢測的方法	I	不足	危害可能大於助益	不建議	依個人判斷決定
乳房	40～70歲	乳房攝影單獨檢查	B	有	效益大於危害	建議	建議
	40～64歲	乳房攝影檢查與視診、觸診	B	有	效益大於危害	建議	建議
	未滿40歲	乳房攝影單獨檢查，以及乳房攝影檢查併用視診、觸診	I	不足	危害可能大於助益	不建議	依個人判斷決定
	全年齡	單獨視診、觸診	I	不足	危害可能大於助益	不建議	依個人判斷決定
	全年齡	超音波檢查（單獨檢查及併用乳房攝影檢查）	I	不足	危害可能大於助益	不建議	依個人判斷決定

✚美國的癌症篩檢

接著我們看看美國建議的癌症篩檢種類。根據美國預防醫學工作小組的網頁資訊[*1]，截至二〇一九年五月為止，各種建議的癌症篩檢如下頁表格。

建議等級的定義（與日本稍有不同……）

A：建議。高度確定篩檢具有高度效益。

B：建議。高度確定篩檢具有中等效益；或中度確定篩檢具中等至高度的效益。

C：配合專業判斷與患者自身意願，此類篩檢建議個別患者自行選擇。至少有中等程度確定篩檢具輕度效益。

D：不建議。有中等至高度確定的實證顯示此類篩檢並無效益，或者危害大於效益。

I：不明。目前無足夠實證評估此類篩檢之利弊是否均衡。證據不足、或篩檢品質低、亦或互有矛盾，無法確定其利弊均衡。

美國建議實施的癌症篩檢

癌症類型	適用對象	建議等級
胃癌	無限制	無限制
大腸癌	50～70 歲	A
	76～85 歲[1]	C
肺癌	55～80 歲有抽菸習慣者[2]	B
子宮頸癌	21～65 歲女性[3]	A
	65 歲以上女性	D
	未滿 21 歲之女性	D
	已接受子宮切除手術之女性	D
乳癌	50～74 歲女性[4]	B
	40～49 歲女性[5]	C
	75 歲以上女性	I
	緻密性乳房（dense breast）之女性	I

出處：https://www.uspreventiveservicetaskforce.org/
由筆者親自翻譯並繪製成表格

上述表格中部分癌症篩檢之內容詳記如下：

（1）大腸癌篩檢　七十六至八十五歲

七十六至八十五歲之成人請依照整體健康狀況，以及考量過去篩檢紀錄，自行決定是否接受大腸癌篩檢。此篩檢較適合以下對象：①若經檢查確診為大腸癌，身體健康程度足夠承受治療的人。②沒有罹患其他攸關性命疾病的人。

（2）肺癌篩檢　五十五至八十歲有抽菸習慣者

針對曾有一年抽超過三十包菸，現在仍有抽菸習慣，或是近十五年內才戒菸的五十五至八十歲成人為對象，建議每年接受低劑量電腦斷層掃描（LDCT）進行肺癌檢查。若是遇到過去雖有抽菸習慣，但已戒菸超過十五年者，或是即將不久人世，身體狀況無法負荷、無意願接受根治型手術的健康問題時，必須停止執行篩檢。

（3）子宮頸癌篩檢　二十一至六十五歲女性

建議二十一至二十九歲女性每三年單獨做一次子宮頸抹片篩檢。三十至六十五歲女性可每三年單獨做一次子宮頸抹片檢查，或每三年單獨做一次高風險性人類乳突病毒檢測

（hrHPV），亦或每五年一起做子宮頸抹片檢查與hrHPV檢測。

（4）乳癌篩檢　五十至七十四歲女性

建議每二年做一次乳房攝影檢查。

（5）乳癌篩檢　四十至四十九歲女性

未滿五十歲的女性請依個人判斷，決定是否要開始做乳房攝影檢查。若你是認為潛在助益的價值大過於危害，因此決定接受乳房攝影檢查的四十至四十九歲女性，可選擇每二年做一次篩檢。

＊關於乳癌篩檢的不利之處：

有可能產生假陽性結果與不必要的切片檢查。定期接受乳房攝影檢查的女性，可能會遇到不做檢測就不會發生的健康威脅，或是承受活著的時候沒有發現，但已確診有非侵襲性・浸潤性乳癌且需要治療的風險。若過於年輕便開始做乳房攝影檢查，頻繁進行相關篩檢，反而有可能提高過度診斷與過度治療的危險。此外，其父母或兄弟姐妹，又或是有子女罹患乳癌的女性，有較高風險會得到乳癌，若能比一般人（罹患乳癌風險的平均值）提早在四十歲開始定期檢查，對自己更有幫助。

以上是經過我統整，關於美國預防醫學工作小組提出的癌症篩檢建議。

如果單純把日本與美國的說法混在一起思考，會衍生出一些問題。比如說，日本與韓國有非常多人是胃癌患者，但在美國卻是相對少見的癌症，預防醫學工作小組也沒有建議民眾做檢查。除此之外，日本與美國的依據也互不相同。日本是以資料數據做為根據統整出建議，美國則是透過議會指定公共衛生學專家、護理師、綜合醫學的醫師等人才組成團隊，觀察別處得來的數據進行投票表決。

兩國比較大的差異是美國對年齡區分比較細，而日本有許多還維持著剛推出癌症篩檢時，建議四十歲以上民眾接受檢查的說法，並沒有更深入討論細節。

對比日本與美國，很明顯有相當大的不同。

為何兩國會出現不一樣的篩檢建議呢？這是因為推薦民眾做篩檢與否，要看檢查能帶來的「效益」與檢查後發生的「危害」之間的平衡來做決定。換句話說，就是利弊上的均衡。這個平衡會因國家、文化以及時代跟著改變，當然也會隨著個人想法而有所不同。

接下來我便是要談論這個部分。

做癌症篩檢有壞處嗎？

不少人似乎都對癌症篩檢有所誤解，其實篩檢有好處也有壞處。「做越詳細的檢查，越能明確找出疾病，這樣不是比較好嗎？」、「年輕的人都該去做篩檢比較好吧？」多數人大概都有這種想法，事實上這兩個問題的答案都是「NO」。

決定該不該做癌症篩檢，必須看「將利弊放到天秤上衡量後，哪一個分量比較重」。而經過評估之後的結果會「隨著個人有不同答案」，這一點相當重要。也就是說，非常有可能因為各自的價值觀不同，而出現完全相反的結論。

所以接下來我會先分析癌症篩檢的利與弊，最後再從我的價值觀出發，說出我個人心中的結論。

篩檢可及早發現癌症並治療

我們就先從癌症篩檢的好處開始說吧。

做篩檢的好處是「有助於預防因癌症而死亡」。面對癌症，原則上只要能「及早發現，及早治療」就能夠治癒，但是，當病情「超過某一個時間點，即便醫師是華佗再世，有一手最精湛的醫術也束手無策」。

那麼這個時間點落在哪裡呢？很遺憾地，醫界也無法明確指出「就是這個時候」。受到每位罹癌患者自身的條件、患者所得的癌症種類、或療法不斷進化的影響，都會出現不同的結果。

大腸癌（結腸癌・直腸癌）依期數來看 5 年相對存活率

癌症分期	病例數（件數）	5 年相對存活率（%）
I	3,763	97.6
II	3,073	90.0
III	4,084	84.2
IV	2,968	20.2
全病例	14,551	76.0

出處：依據日本國立癌症研究中心・癌症資訊服務「大腸癌（結腸癌・直腸癌）依期數來看 5 年相對存活率（調查對象：2007 ～ 2009 年間受診的患者）」*2 製成

不過我們可以大致預測出一個時間。

以我的專業領域大腸癌為例，處於第Ⅰ期的患者若接受標準治療，五年後還能存活的機率超過九七％，而到了第Ⅱ期就變成九〇％，到第Ⅲ期會降至八四％，然後一旦變成第Ⅳ期，狀況會急轉直下，竟驚人地僅剩二〇％左右而已。

沒錯，癌症發展到第Ⅳ期，狀況會急遽惡化。不只是大腸癌有這個狀況，很多種癌症也是如此，這並不意外，因為癌症分期的設定一方面也是反應生存率。

更深入解說的話，大部分癌症第Ⅳ期通常是指「已出現遠端轉移」的情況。遠端轉移的意思是「癌細胞從原先出現癌症的內臟器官，轉移到遠離該處之部位的狀態」，乍聽之下會讓人覺得「很惡質」吧。

那我們要如何估算癌細胞的惡性程度呢？大家肯定都希望能有這樣的檢查，其實現代醫學手上正握有兩種武器。

第一種是「觀察疾病發展」這項武器。做法是透過時間觀察，推測「癌症擴展速度」有多快。例如，即使都是原只有一公分的癌細胞，一個月就長到五公分並轉移到其他器官的癌症，比經過二年只變大成一．二公分的癌症更難對付。一旦發現癌症，最好不要放著不管，絕對要馬上治療。可是，由於各類檢查所需時間以及患者工作的緣故，有可能會晚一兩個月才進行治療，我有時會因此發現增生異常快速的癌細胞，無意間見識到它們的惡性程度。

另一種是名為「病理檢查」的武器。做法是取出要調查的癌細胞，用顯微鏡觀察該細胞，推測它的惡性程度。目前有些針對乳癌等癌症的治療法，會因「病理檢查」結果而有所修正。

癌症篩檢是透過定期檢查，讓我們知道體內是否出現癌症，所以這對極度惡性的癌細胞發揮不了太大的作用。即使你每隔一年都會做篩檢，若不幸罹患了發病半年就惡化到無法處理的癌症，那這個篩檢就不具效益了。

可是現在的醫學仍無法確定「誰會有多大機率罹患惡性癌症」，因此才用年齡做為區隔，讓全民一起接受檢查。其中也許會有人幸運及早發現病症，接受治療並恢復健康，這便是做癌症篩檢的好處。

癌症篩檢少為人知的害處

那麼做癌症篩檢對身體又有什麼樣的危害呢？

1. 過度診斷、過度治療

第一個可能的壞處是「過度診斷」與「過度治療」。如同名稱上的「過度」兩個字，兩者指的是本來沒有問題的人卻在接受檢查之後反倒產生壞處。

舉個實際範例來解釋，如乳癌篩檢項目中的乳房攝影檢查，這種檢查會使用X光來拍攝乳房。假設有一個人經過篩檢後「發現疑為癌症的腫塊」，接著到醫院做詳細檢查接受診斷，同時進行抽血、超音波、MRI（磁振造影）等檢查手續。他可能會得到一份報告表示「現在看起來屬於良性，馬上就能治癒」，或者「有可能是惡性腫塊，要做穿刺切片檢查」。所謂穿刺切片檢查，便是用針刺入可疑腫塊，取出約一公釐的腫塊，放到顯微鏡下觀察是否含有癌細胞或癌組織。若是確診為癌症，就要著手進行手術或抗癌藥物治療，如果確定不是癌症，那醫師就會說：「沒有問題，太好了。」事情就此平安落幕。

倘若這個人沒有接受篩檢，事情會有何不同呢？那麼他就不需要去醫院看診，也不必聽從醫師的指示做各種檢查，更不需要受針刺等這類皮肉痛。

上述的情況就是過度診斷，如果事情到此告一段落倒是還好，如果報告顯示「無法否定是惡性腫瘤」，當事人就必須動手術，只不過手術刀一下，也有機率得到「這是良性腫瘤」的結果，這就是過度治療。不同的人對於這件事的態度有極大差異，有人認為自己很幸運，相對地也有人會覺得這樣豈不是從頭到尾都是白費工夫。

2. 因癌症篩檢引發的併發症

第二個壞處是因為篩檢而引發的併發症，所謂的併發症就是「因為進行檢查或治療而發生不好的狀況」。雖說機率不定，但世上所有的治療或檢查都有一定比率會觸發併發症，有些是兩人之中就有一人會發生，也有些機率比被隕石擊中還低（例如因接種流感疫苗而死亡），情況各有不同。

癌症篩檢是一種身體檢查，因此也會有伴隨檢查而發生併發症的風險。以胃癌篩檢為例，胃癌篩檢分別有胃鏡與上腸胃道檢查的方式。日本於二〇一六年發表的全國調查報告指出（二〇〇八到二〇一二年間），胃鏡檢查會引發的併發症之中，因檢查前的準備（如鎮靜劑等等）引起併發症的比例約是三萬六千人中會出現一人（〇．〇〇二八％），而總死亡人數紀錄為九人，比例是兩百萬人中才會出現一人（〇．〇〇〇〇五％）。另外胃鏡檢查（包含切片檢查）引起併發症的比例，約是七千人之中會出現一人（〇．〇一四％），其併發症狀為出血或是腸胃道、食道出現破洞*3。

由上述可見，接受胃鏡檢查而死亡的可能性並非為零，並且也會引起併發症。儘管機率不高，但確實有一定程度的病例。

避免採取無科學根據的篩檢

還有另一個重點，「依照每個人所居住地區不同，可能會接收到不同的癌症篩檢建議，在這之中也有地方會採用並建議民眾接受尚無確切科學實證的檢查」，有關這一點，很多書籍或是報章雜誌都很少提及。

是否決定接受癌症篩檢會分成三大階段。

第一階段是國家。首先國家會決定提出哪一種癌症篩檢建議，由編定篩檢指引的專家團隊相互討論，擬定篩檢用的指引標準。第二階段為縣市鄉鎮。也就是各地區的自治團體將自行判斷「要採取哪種篩檢，或排除哪一些篩檢」。而最後階段就是你個人。在收到你所居住之縣市鄉鎮發布的宣傳單後，再自己判斷要不要接受篩檢。

此部分需要注意的是第二階段。實際上有很多縣市鄉鎮自行判斷並建議民眾的篩檢，並不是國家對策型篩檢指引中所建議的項目。以下引述自日本的國家資料：

「實施未列入國家癌症篩檢指引之檢查項目的市區町村，共占全國的八六・五％（一千四百九十六／一千七百三十）」（二〇一七年市區町村癌症篩檢的實施狀況調查統計結果*4）。

其中大部分為前列腺癌篩檢（一千四百一十一個自治團體），此外還有子宮體癌（五百零一個自治團體）、卵巢癌（九十四個自治團體）、口腔癌（六十四個自治團體）、甲狀腺癌（六十三個自治團體）等等。

有關目前實際現況便陳述到此，下面是我的個人意見。

關於我身為醫師的看法

接下來的內容是基於我身為一名醫師的經驗所述，是以我的人生觀（不可否認會有偏頗之處）、執業經驗做為依據，因此我要先說明最不具科學根據（甚或是幾乎沒有根據）的部分。很可惜地，無論是什麼樣的人都只能依靠自己的經驗與知識來論斷一件事，此外，未來我的想法也有可能有所改變。

更進一步來說，市面上許多談論癌症篩檢的書籍或雜誌，內容幾乎都是從作者的價值觀出發。換言之，若是主觀認為篩檢壞處較多的人就會說「癌症篩檢根本不像話」，而認為篩檢是利多於弊的人就會「建議要做篩檢」。

那我個人又怎麼選擇呢？

- 對策型篩檢部分，我會確實依照前述日本「以科學實證為基礎之癌症篩檢」指引，接受指引中建議的篩檢項目。
- 不接受「以科學實證為基礎之癌症篩檢」指引中建議等級較低，亦或是目前尚無確切根據的篩檢項目。

加上指引的建議有可能會更改，一定要隨時跟上最新資訊，一旦建議等級變動，就按照指引的推薦做法行事。

我要事先聲明，我並沒有因宣傳篩檢而獲利，也許有人會說「少來了，你是癌症外科醫師，看到疑似癌症的患者應該很高興吧」，但我們醫師的薪水並不是看患者人數多寡而定，更何況醫院工作已經夠忙了，若能儘量減少癌症病患當然是好處多多。此外偷偷告訴大家，我並不是只靠當醫師做為經濟來源，也有寫作書籍的收入。至少「你是業界派來的間諜吧？」這種陰謀論並不適用在我身上。

那麼追加補充，針對自主型篩檢，也就是一般身體健康檢查，我會怎麼做呢？以對策型篩檢講求的等級看來，自主型篩檢的科學實證根據並不足夠，因此基本上我不會做自主型篩檢。只不過我身上若罹患了自己專業領域的胃部或大腸部位的癌症，那就不能說什麼大話了，因此我打算每一到兩年做一次胃鏡、大腸鏡檢查。加上我有胃食道逆流，雖然沒有惡化，但我也想藉此定期檢查看看是否有癌化現象。另外，若我的太太或家人都強烈要求我做檢查的話，我可能也會不情不願地答應吧。

對高級健檢有什麼想法呢？

各家醫院都有提供多種令人眼花瞭亂的癌症篩檢，以及多樣化健康檢查。其中甚至也有超級豪華的方案，但是考慮到過度診斷、過度治療的問題，目前我不太接受這個方式，而且也很花錢。

我試著想過如果是家財萬貫的人會怎麼選擇。我認識的有錢人中，很多人每年都會去做一次超過十萬日圓的健康檢查。不過目前除了對策型癌症篩檢之外，沒有其他篩檢項目是好處大幅高於壞處。因此我若是有錢，我會把錢花在預防癌症上，例如運動時找一對一的個人教練。我衷心希望有錢人都能對過度診斷、過度治療的壞處有所了解，並且是在明白壞處的前提下，仍選擇「想要接受篩檢，避免因癌症而死亡的可能」。

以上就是我的個人看法。請各位讀者依照自己的價值觀，決定是否要接受癌症篩檢。不過在此之前，若你是有菸癮的人，與其煩惱要不要接受篩檢，我建議還是先從戒菸開始做起吧。

順帶提一下我父親的事。我父親年齡已到六十歲後段班，從事的工作與醫療無關，他總是嚷嚷「我不要做癌症篩檢」，每年我都要拼命說服他去做縣市鄉鎮推廣的癌症篩檢。也許我父親反映的正是一般大眾的心態吧！

最後我要向大家提一個要點，那就是「醫學界權威所說的建議有偏頗的可能」。此處的權威，是指教授或是某某學會的理事等職位的人。我並不是排斥權威，只是他們位居業界高位，難免會提出基於其立場的發言（Position Talk），比如像「其實本身不太推薦○○，可是我擔任理事的某某學會正在推廣這個項目……」。只要地位越高，與製藥公司、健檢公司的來往想必也會相對密切。不過，當然也有權威人士完全不在乎立場，只依從身為科學家的誠心行動，但是就我猜想，應該也無法斷言他們完全不受影響。

再加上冠上權威的頭銜後，自己的經驗也會跟著增加，有時會說出反被經驗侷限的發言。這一點會隨著當事人擔任醫師的經驗年資越久而逐漸惡化，未來就連我自己也無法逃離這個令人難過的變化。

關於癌症篩檢的這一章節，我除了請前臨床醫師且長年鑽研健康資訊學的醫師，還有另外兩位醫師幫我過目，並且請教他們的意見。這也表示我有多麼擔心自己的想法不夠公平公正，希望大家明白這一章的主題就是如此棘手。

＊1 U.S. Preventive Services Task Force
https://www.uspreventiveservicestaskforce.org/

＊2 https://ganjoho.jp/public/cancer/colon/treatment.html

＊3 古田隆久等人「關於消化道內視鏡相關之偶發症狀・第六次全國調查報告2008年～2012年為止的五年間」（日本消化道內視鏡學會雜誌 2016年58卷9號 p.1466-1491）

＊4 「關於癌症篩檢種類」（厚生勞動省健康局癌症・疾病對策課）
https://www.mhlw.go.jp/content/10901000/000462461.pdf

從幾歲開始該注意哪種癌症？

在這個專欄我們就來談談以年齡區別的日本人之中，哪些是比較多人罹患的癌症。

除此之外，我想告訴各位讀者，當我們看這種癌症統計資料時有兩大視點。

「1. 罹患癌症」，指的是得到這個癌症的人數或比例。

「2. 癌症死亡」，就是指因癌症病逝的人數或比例。

這兩者看似相仿，其實代表不同意義。原因是患病人數多的癌症，若病逝人數不多，那麼死亡數字也會偏低。例如男性會罹患的前列腺癌，大部分患者都能及早發現，所以有低死亡人數的疾病特徵。

這兩個視點都很重要，因此各位在新聞或雜誌上看見相關報導時，請先確定是屬於哪一種。報章雜誌為了吸引讀者目光，向來偏好採用聳動的數字。我認為大家要特別注意「死亡人數或死亡率」的數值，即使得到癌症是一件很嚴重的事情，不過，若是不會死亡的癌症那還算值得慶幸。

罹患人數較多的癌症排名
(日本 2014 年統計資料)

	第一名	第二名	第三名	第四名	第五名	
男性	胃癌	肺癌	大腸癌	前列腺癌	肝癌	若將大腸部位分成結腸與直腸，那麼第四名為結腸癌，第五名為直腸癌。
女性	乳癌	大腸癌	胃癌	肺癌	子宮部位癌	若將大腸部位分成結腸與直腸，那麼第二名為結腸癌，第七名為直腸癌。
男女合計	大腸癌	胃癌	肺癌	乳癌	前列腺癌	若將大腸部位分成結腸與直腸，那麼第三名為結腸癌，第六名為直腸癌。

出處：引用自日本國立癌症研究中心・癌症資訊服務「癌症登錄・統計」

*編按：臺灣的癌症「發生人數」前五名（不含原位癌）
男性：大腸癌→肺癌→肝癌→口腔癌→攝護腺癌
女性：乳癌→大腸癌→肺癌→肝癌→甲狀腺癌
男女總和：大腸癌→肺癌→乳癌→肝癌→口腔癌
（引用自衛福部國民健康署・106年癌症登記報告）

年齡與罹癌部位的病患人數比例（40 歲以上 · 日本 2014 年統計資料）

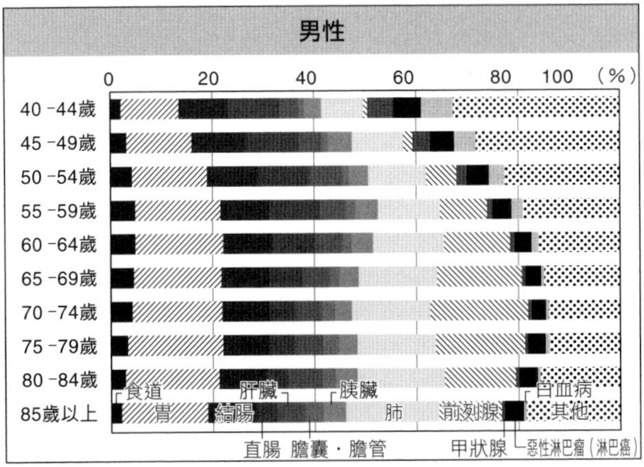

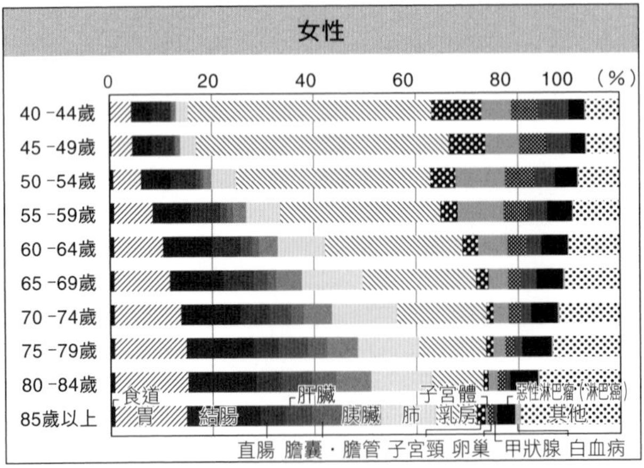

出處：引用自日本國立癌症研究中心 · 癌症資訊服務「癌症登錄 · 統計」

在這個前提之下，我們先來看「罹患癌症」這個部分（第149頁表格）。

這份資料是以全年齡者做統計。

患病人數是由多至寡排序。

接下來我們再看各年齡層的罹癌類型（第150頁圖表）。

從圖表可以看到，超過四十歲的男性罹患胃癌、大腸癌、肝癌的人頗多，但隨著年齡增加，患病人數漸減，而罹患前列腺癌與肺癌的比例卻相對升高。四十幾歲的女性則以乳癌、子宮部位癌、卵巢癌為最多數，但年齡增長後的比例則慢慢下降。

如同前述情況，不同的癌症會有相對應的年齡層，這種容易罹癌的年齡層就稱為「好發年齡」。

接著來看「癌症死亡」的數據（第153、154頁）。

對照前面罹患人數排名的表格，我們可以發現部分癌症的順位互有替換。例如男性肺癌為死亡數第一名，在發生人數中卻是第二名，這就表示肺癌是相對比較惡性的癌症。另外，女性發生乳癌的人數雖是第一名，可是死亡數竟然是排名第五，換句話說，這代表「雖然罹癌人數多，但因此死亡的人並沒有那麼多」。

接下來我們看二〇一七年依照年齡層區別的死亡人數統計。此表格顯示出男性與女性在個別年齡層，因何種癌症病逝的人最多。請大家看自己的年齡所屬區段，各位應該能看出每個世代都有微妙的差異。比如四十幾歲的中年男性比較少得到肺癌，大多是其他類型的癌症，但年齡增加後，罹患肺癌的比例也跟著升高了，胃癌則幾乎維持著一定比例。另一方面，女性最明顯的變化是，四十幾歲容易罹患的乳癌及子宮部位癌，比例隨著年齡越大逐漸遞減，而胃癌及大腸癌、胰臟癌則相對增加。

我們皆可從統計圖表中看出各年齡層容易罹患哪種癌症，以及最容易因哪種癌症死亡。

死亡人數較多的癌症排名（日本 2017 年統計資料）

	第一名	第二名	第三名	第四名	第五名	
男性	肺癌	胃癌	大腸癌	肝癌	胰臟癌	若將大腸部位分成結腸與直腸，那麼第四名為結腸癌，第七名為直腸癌。
女性	大腸癌	肺癌	胰臟癌	胃癌	乳癌	若將大腸部位分成結腸與直腸，那麼第二名為結腸癌，第九名為直腸癌。
男女合計	肺癌	大腸癌	胃癌	胰臟癌	肝癌	若將大腸部位分成結腸與直腸，那麼第三名為結腸癌，第七名為直腸癌。

出處：引用自日本國立癌症研究中心・癌症資訊服務「癌症登錄・統計」

＊編按：臺灣的癌症「死亡人數」前五名
男性：肺癌→肝癌→大腸癌→口腔癌→食道癌
女性：肺癌→肝癌→大腸癌→乳癌→胰臟癌
男女總和：肺癌→肝癌→大腸癌→口腔癌→乳癌
（引用自衛福部國民健康署・106年癌症登記報告）

年齡與罹癌部位的病患人數比例（40 歲以上 ・ 日本 2017 年統計資料）

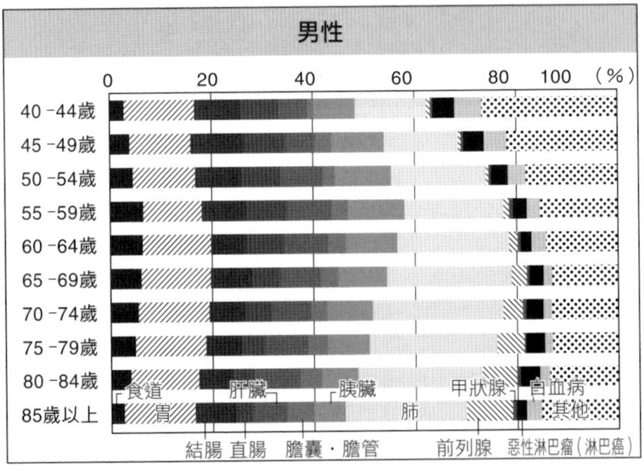

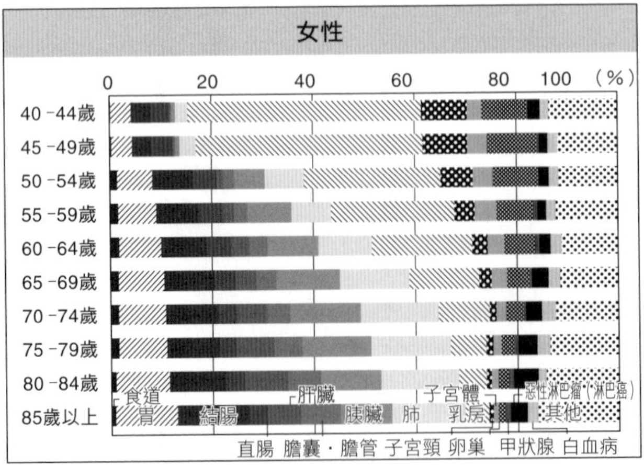

出處：引用自日本國立癌症研究中心 ・ 癌症資訊服務「癌症登錄 ・ 統計」

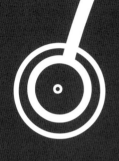

第6章

罹癌之後的生活該注意什麼？

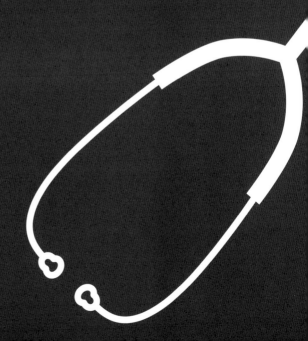

網路消息的可靠度有多少？

當自己不幸罹癌，亦或是家人、朋友得到癌症時，首先最想做的應該是蒐集各種資訊。這一篇我想跟大家分享，調查癌症相關資訊時的小祕訣。不過這段內容完全是以我個人想法為出發點，雖說百分之百是我的真心話，但有偏離真實的可能性。

現階段最好的選擇就是「去醫院接受診療」，這是我的結論。

到醫院聽醫師或眾多醫療人員的建議，是目前最可靠且最有效的方式。我們當然也能從網路、書本、雜誌等處，調查跟自己的癌症有關的資訊。即使如此，癌症這種疾病的個別差異性非常高，每個人的狀況都大不相同，配合自身情況親自到醫院就診才是上上策。

不過，「為什麼會得到癌症？」、「自己身上的癌症已經進行到哪種程度？」要回答這類問題，有時從醫院以外的資訊來源下手會比較好。醫師通常時間不多，無法回答病患的所有問題。我的門診也有大腸癌患者，一般看診的時間大致是一個人五到十分鐘就結束了，事實上我也很想多跟病患討論病情，但時間並不允許，在這短短的看診時間之內，我實在沒辦法回答患者心中的所有問題。

應該先搜尋什麼關鍵字？

那我們該用什麼網站來調查才好呢？我認為目前資訊最公正，且內容相對淺顯易懂還有附圖的網站，就是「日本國立癌症研究中心・癌症資訊服務（ganjoho.jp）」的網站。

例如它介紹胃癌的頁面是這麼寫的：「胃癌為位於胃壁最內層之黏膜內的細胞，因某些原因造成癌細胞失控反覆增生所造成」，這段話含有部分專門知識，我若改成白話一點來說，就是：「胃癌是產生自位於胃壁最內層的癌細胞團塊，原本是正常的胃黏膜細胞，但出於各種原因轉變成癌細胞，開始失控增生變成癌細胞團塊。」失控增生對人體的不利之處，是因為正常細胞本來具備依循規律增生並且自行死亡的機制（稱為細胞凋亡），平常也是以相同形式存在胃中。

回到正題，推薦大家找到像這樣內容專業又容易理解的單位網站。如果他們還有電話諮詢服務就更好了，不僅能及時解答，還能獲得「如何蒐集有用資訊」的建議等等。

＊編按：在臺灣除了各醫院網站，也可透過下列網站獲得癌症相關資訊。

- 衛生福利部國民健康署 www.hpa.gov.tw
- 財團法人癌症希望基金會 www.ecancer.org.tw
- 財團法人臺灣癌症基金會 www.canceraway.org.tw

✚請小心網頁廣告

在網路上如果輸入「胃癌」或「大腸癌」等關鍵詞，除了出現上述網站、大型醫院的官網，可能還有製藥公司等等，這些網站基本上都還算可靠。

過去在搜尋頁面上還會出現一些形式跟它們相同的網頁廣告，也許是搜尋引擎公司的良心發現，最近已然大幅減少。據我觀察，目前Google上已經比較少出現了，不過Yahuo還有不少廣告網站（截至二〇一九年三月的資料），例如號稱能抗癌但毫無根據的「抗癌食品」、效果仍未獲得科學實證的療法廣告等等，請大家務必小心留意。它們的網站內容都很完整，也會打著某某醫藥股份有限公司或是某某協會等名號，一般民眾恐怕很難看出真偽，所以我建議大家乾脆不要看比較好。

若是那些治療法有用的話，全球的研究學者跟醫師早就蜂擁而上，開始進行大型研究，並迅速在醫院實際推行了。更何況，發現那些療法的人不是成為有錢人，就是獲得教授名號等等業界高位。而且只有那些公司或團體自己進行實驗，也就是說實驗結果未證明成效，或者證據未廣泛受到認可，這一點肯定是毫無疑問。

各位一定要明白，在癌症治療之中，絕對不存在「不為人所知的高效防癌法」。

「癌消失了！」為什麼有這麼荒謬的健康書？

大家認識美國大聯盟的球員達比修有嗎？這位相當知名的日籍投手，曾在網路上引起所謂的「惡評」，他似乎在推特上推薦了一本科學根據薄弱的健康書籍，結果引起醫師與研究學者們一面倒地反駁他的說法，一時之間引起軒然大波。

為什麼會發生這種事？讓我們一邊回答達比修選手的疑問，一邊思考問題癥結點吧。

「市面上有很多所謂的『荒謬書籍』，為什麼能夠出版這種書呢？如果能根絕這種現象，就能防止大家誤入歧途了。請知道原因的人快告訴我吧！」

（引用自達比修有的推特）

所謂「荒謬書籍」指的是內容荒唐的健康書籍，簡直是毫無根據的胡扯。

在討論健康主題時，我們常用專門術語「健康識能（Health Literacy）」來指稱判斷資訊是否正確的能力。一般人並不容易培養這種能力，實際上對醫師來說也不是一件容易事。說來慚愧，就連我當了十多年的醫師，直到我在研究所特別專研這個學問之前，我都不具備足夠的能力。

那麼我先來回應達比修選手提出的問題：「為什麼能夠出版這種荒謬書籍呢？」這部分的內容也許會在出版業界樹立敵人，但我打算坦誠地說明這個主題。

書由誰執筆？

一開始我們先思考：「誰會寫這種荒謬書籍？」

我這一年總共出版兩本書，因此時常到書店去，看過不少書。而且我也有訂閱報紙，幾乎每天都會看一下報紙上的新書廣告欄。

結果我的確時常看到聳動的書名，尤其是這種標題：

- 想要長壽就要○○
- 想要變健康就要○○
- 擺脱癌症的人都這樣做

類似的書名實在是不勝枚舉，儘管我沒有每一本都讀過，但大致瀏覽了一下，許多書的醫學根據非常薄弱，明顯是誇大吹噓。

令人遺憾的是，這樣的書籍中有些也是由醫師、醫學博士或是大學教授所著。一般民眾看到時肯定會認為「這是醫師、醫學博士寫的書，當然可以相信」，不過即使是醫師或大學教授，他們是否具備「判斷資訊有多少可信度」的能力，完全是另當別論。

也有部分書籍的作者並非醫療專家，雖說出書分享知識當然不是件壞事，只不過很可惜，許多內容都沒什麼可信度，不少內容都是依據個人的經驗、科學實證上有瑕疵的做法，或是從僅有幾十人的研究中得到的結論。儘管這類型的資訊不能斷言是「百分之百的錯誤」，但確實是「可信度極低」。

關於可信度，我想跟大家分享一下，醫界如何進行相關評判。

醫療專家如何得到「有效」這個結論？

在醫療專家的世界中，都是透過以下方式來判定「哪些藥物具有效力」。首先找來二百名條件相同的受試者，隨機將受試者平分為用藥組（試驗組）與未用藥組（對照組）。研究人員不知道分組名單，最後在不知道使用藥劑的是哪組人的情況下來判定結果，而未用藥物的一百名對照組受試者也會拿到跟實品一模一樣的假藥劑，他們用藥時並不知道自己拿到的藥是真是假。

這稱為「雙盲隨機對照試驗」，這種研究類型的重點是「在絕無造假，不讓研究人員的主觀想法影響研究結果的狀態下，是否能得到最真實的成果」。若要執行這種研究方法，會在開始進行研究之前，先向世界宣布資訊，等到好幾項此類研究的結果問世後，再重新檢視所有研究成果，衡量藥物本身是否確實具備效果。這樣大家應該能夠明白，研究人員是在多麼嚴謹的客觀性以及慎重的狀態下進行研究。

為何出版社要推出這些書？

接下來我們就來談論出版社為何要推出這些荒謬的健康書。

就我所知，出版一本書的流程大致如下：出版社編輯先擬定企劃，向作者提案，待公司內部開會通過後，由編輯與作者協力完成一本書（也有共同作者等例外情況）。所有書籍內容的核心都是由編輯與作者兩人腦力激盪而成，包括正確性、趣味性、易懂性等一切元素。書本著作向來都有這種封閉性，我一直認為這點很不可思議，因此我去年在寫前作期間，我找了約一百四十位知識份子幫忙檢查原文，並向他們請教意見。我想也許能藉此排除自以為是的內容，或是明顯的錯誤。

編輯與作者完成內容後便準備進入校閱步驟。所謂校閱即是由專人檢查原文內容是否具備正確性。但校閱人員不是醫療專家，可惜在這階段也無法抓出荒謬資訊與不合邏輯之處，導致這種書仍舊流入市面。由此可見，出書流程可以說是一種難以糾錯的系統，關於這一點，實際上我在寫書時也時常感到「恐懼」。

雖然這些問題來自製作書本的過程，但市面上會不斷出現怪書的唯一最大理由，其實是「書名聳動的健康書籍才會暢銷」，即便內容多少有些可疑，可是在言論自由的保護下，沒有人會受到控告。就我個人看法，健康識能專家應該要求公家機關制定規定，「所有出版書籍必須經過詳細調查，找出錯誤內容，並且對誇張不實的書籍提告」。

可是目前日本並沒有此類的審查機制，因此短時間內，荒謬健康書恐怕無法自市面上絕跡，各位讀者務必自己嚴加注意，仔細找出正確的資訊。＊1

週刊雜誌的可信度又如何呢？

我這一年來也接過不少雜誌的訪問。過去雖有點排斥這類訪問，但我覺得要把資訊精準傳達給目標年齡層，雜誌是個非常好的媒介。因此，幾乎市面上的主流雜誌，我都曾接受過訪問。除此之外，我是作家林真理子老師的書迷，每一期刊載她隨筆文章的週刊我都會看，而且還能當作很好的市場觀察，了解讀者都在看什麼報導、哪種文章最容易傳達給受眾，所以很常閱讀雜誌。

近年的週刊雜誌幾乎每一期都有醫療相關的文章。在這個前提下，我對週刊雜誌上的醫療健康資訊的強烈印象，大多是「過度著重誇張聳動的標題與內容」。我算是跟不少週刊記者碰過面，其中也不乏有人是心中早就在採訪前打好草稿，採訪過程只是試圖讓醫師說出符合己意的發言。更甚者，有些記者只是愛用「致命」、「救命仙丹」等等引人注目的誇大字眼罷了。與此相對，當然也有認真做功課，確實想追求真實內容的記者。不過一旦寫出來，感覺會面對永無止盡的官司，因此我就不公布這些週刊名單了。

換句話說，有可信度夠高的報導，也會有只想煽動社會大眾的文章，差別相當大。所以大家看見週刊雜誌的醫療健康資訊，儘量不要胡亂相信，當成「五花八門的建議中的其中一種」就好。就算文章不全是瞎扯，但也不可能時常發現「令人震撼的新事實」。

此外，也許還有一點不可避免，那就是週刊雜誌的報導通常不會從公眾觀點出發，很少基於國家或醫療業界整體提出建言，印象中都是為了讀者或是出版社的最大利益而寫。

宣稱是「醫師的建議」就能信任嗎？

電視上的健康節目可信嗎？

我有時會接到健康類型綜藝節目的邀請，但到目前為止幾乎都拒絕了。拿諧星藝人的健康當話題，再讓「專家」說出可怕的話，我一直很排斥這種手法。在我的印象中，這類節目跟週刊雜誌很像，日本商業廣播電視的健康節目大多喜歡用有煽動性的內容。

不過說老實話，我現在對此感到很猶豫。如果想要傳達更加可靠的資訊給更多社會大眾，也許我應該上電視節目談談這些主題才對。可是一旦選擇上電視節目之後，在醫界就會被當成旁門左道，不久之前才剛有一位醫師好友對我說：「你可別到那一邊去喔！」

但也有新聞節目或部分健康節目是懷著誠摯，抱著只想傳遞真相的決心。有時甚至能蒐集到比醫師所知更準確的資料，製作出不具任何聳動手法、立場公正的節目。若是這類節目就連身為醫師的我收看時也能學到新知。

「最新」並不等於「正確」

蒐集資訊時有一點十分重要，那就是「最新的資訊並不等於正確」。一般癌症的研究成果都是經過好幾十年反覆不斷進行相同主題的實驗，最後才統整出結論，很少因為僅僅一份最新研究就大幅改變結果，顛覆原先的研究根基，就像我們不會忽然有一天就發現抽菸有益身體健康一樣。

再者，所謂「權威」並不足以做為證明真相的科學證據，例如一聽到是日本東京大學或京都大學，亦或美國知名大學研究者的發言就認為值得相信，這絕對是天大的誤會，畢竟我也見過東大或京大的研究學者做出不法行為的新聞。

這點也適用於醫師這個職業，盲目相信「醫師說的話絕對沒錯」是很危險的事。我也時時都在警惕自己是否有偏頗之處，或者有沒有說出矛盾的發言。

有一種將證據（科學實證）可信度分為五大等級的做法，稱為「證據等級（**level of evidence**）」，而「專家意見（**Expert opinion**）」屬於最低等級。可見不管發言者地位多高，個人意見的可信度普遍不高已成為一種醫界常識。（日本國立癌症研究中心・癌症資訊服務「何謂指引」[*2]）

辨別資訊真假的五個小技巧

那我們該注意哪些細節呢？

日本醫科大學武藏小杉醫院腫瘤內科的勝俣範之醫師針對假資訊曾提出「騙人五大花招」，內容如下：

1. **標榜「最新〇〇免疫療法」。**
2. **號稱「對〇〇％的病患都有效」，卻未標明詳細調查方法。**
3. **不在健保給付名單內的高額醫療，日本厚生勞動省並未明定卻擅自號稱是「先進醫療」。（關於先進醫療請參閱第176頁）**
4. **病患們的經驗談。**
5. **「奇蹟」、「從鬼門關前救回一命」等誇張標語。**

（引用自BuzzFeedNews：哪些是「迷惑癌症病患」的「甜言蜜語」？避免為不實醫療賠上性命而該做的事[*3]）

我覺得這個方法的確有用，若你本身或親近之人打算採取正規癌症醫療之外的療法，便可以參考這五大重點。如果該療法符合其中任一項，就很有可能是無根據的治療方式。

針對其中兩點，我再稍微補充一下。

・標榜「最新○○免疫療法」

最近針對肺癌，有一種名為保疾伏（Opdivo）的藥物也沾了「免疫療法」的光，出現不少診所跟著炒作毫無根據的免疫療法。他們會利用確定有醫療效果的保疾伏，使用比正常更少的分量來替病患治療，再搭配其他尚未證實效果的治療法。如果是用正常分量及使用方式，確實能得到療效，可是擅自改變使用方法之後，即使進行治療也很難起效果。

・病患們的經驗談

這是最容易影響患者的一點。確實有些患者會認為「既然一萬人之中有一人有效，也許那個人就是我」，尤其是結束正統療程，已沒有其他治療方法的人最容易被此說法迷惑。單純的經驗談並無法證明成效，這類經驗談我們稱之為「贏家個案（Champion Case）」，或許是病情碰巧順利康復，也有可能是打從一開始就是誤診。

這種毫無根據或依據薄弱的療法是自費療程，有時會收取高額費用。話雖如此，我也能夠深深體會已經處於癌症末期的患者想藉此放手一搏，不惜花大錢治療的心情。但是另一方面，我想讓大家明白有一些醫師或醫院會利用病患這種心情，所以我強烈希望國家能制定規範來約束此類行為。

辨別資訊真偽的十大要點

此外，日本厚生勞動省特別對癌症的輔助與替代醫療提出「辨別資訊真偽」的方法。以下各項目是我將厚生勞動省的解說經過意譯後，再加入個人的看法。

1. 詢問「根據」

當有人說「這個療法很好」時，請詢問對方有什麼根據。假如只是諾貝爾獎得主輩出的某某大學做過研究，或是某某名醫的建議，這些說法都不夠可靠。

2. 檢查資訊是否偏袒某一方

提供自費診療的醫院或醫師，以及健康相關企業，基本上都只會提供對己方有利的資訊，媒體跟贊助商也會受到影響。因此大家還是相信公家機關、醫學學會等等以公益為主旨的機構所提供的資料吧。

3. 小心數字陷阱

例如，你今天要接受疼痛治療，聽到「用這個療法能消除七成病患的疼痛」跟「有三成病患無法透過這個療法減輕疼痛」時，對於此療法的印象會有多大影響呢？雖然兩者是相同意思，但「七成病患有效」的說法更會令人產生積極接受治療的動力吧。（引用自日本厚生勞動省「辨別資訊真偽 3. 小心數字陷阱」*4）

4. 注意每件事的「分母」

換個說法，就是心中要時常思考「在一百個人之中對幾個人有效？」若是一百人裡面對六十人有效，結果還算是可以接受，若是一百人之中只對一人產生效果，那就只是歪打正著罷了。

5. 思考箇中原因

吃這個營養品之後癌症就好了、癌症Ⅳ期的人吃這個之後就痊癒了……這些真的是營養品的功效嗎？這個結果是否有將同時攝取的抗癌藥物效果，或者其他理由納入考量呢？我們的人體非常複雜，不是「做這個就會變這樣」如此簡單。是否還有其他原因？醫師經常要像這樣思考複數可能性。

6. 看清楚因果關係

「購買高價神水後就治好疾病了！」應該很少人會信這一套吧？可是卻有很多人相信「吃這種健康食品就能變瘦」的說法。這跟第5項的道理相同，這種事並非「原因↓結果」這麼簡單的證明關係。

7. 確認是否有比較對象

有關癌症治療的話題，請一定要確認是否有跟其他療法做比較。人類這種生物很奇妙，就算吃了毫無成效的藥，但只要聽說「吃這個能降低血壓」，血壓就會真的下降，這稱為「安慰劑效應（placebo effect）」。若是沒有對照其他療法，結果可能只是看見這個安慰劑效應而已。

8. 不要盲信網路資訊

一定要查清楚訊息的出處，且要確認那是何時的資料。醫學進步得很快，太過時的東西可能早就變成錯誤訊息了。

9. 確認資訊的出處

瀏覽古怪的健康食品或療法網站時，一定會看到上面寫著「某某學會發表的成果」。可是學會發表的東西並不代表絕對可靠。全球有很多醫學學會，只要有心，不管是誰都能發表文章，就跟論文一樣。

10. 比較事情的正反兩面

正反兩面指的是治療等行為包含的「利益」與「危害」。無論是何種治療、用什麼方法，都會有利弊兩面。任何藥物只要適量都能獲得效果，但大量攝取反而會變成毒藥。這種利弊平衡十分重要，正統癌症療法都是採用利益明顯高於危害的方法或藥物。

經濟上的困難該跟誰商量？

通常罹患癌症之後，便會開始擔心經濟上的事。有關這一點，老實說我不太清楚，因為醫師很少會介入病患的經濟狀況，大概所有的醫師都跟我一樣吧！

假若心中對經濟情況浮現擔憂，你可以先找就診醫院的醫師跟護理師商量看看，醫院裡面也有接受此類諮詢的社工人員或窗口。以下列舉幾個可以諮詢的地方。

・癌症醫療相關重點配合之醫院的「癌症諮詢支援中心」（此為日本厚生勞動省指定之設施，分布於全國共四百多處。）

・各醫療機構的諮詢窗口

・社工人員

・各自治團體的諮詢窗口（也能從網路獲得資訊）

（引用自日本國立癌症研究中心・癌症資訊服務「萬一罹癌建議取用的指示」*5）

＊編按：臺灣截至二〇一九年有七十四家醫療院所設有「癌症資源中心」，能協助病患取得相關資源。

每家醫院的治療費會不一樣嗎？

在日本，即使是不同醫院，治療費用基本上都是相同的（除美容診所等部分自費治療），無論是癌症抑或其他疾病都一樣。雖然我只能簡單敍述，但關於這一點有幾個值得深入思考的地方。

第一點就是不管由熟練的資深外科醫師，還是剛掛牌執業的菜鳥外科醫師，執刀的手術費用都相同。雖然聽起來感覺會讓人失去積極鑽研技術的動力，但也代表不管任何人都能接受相等治療，即符合公平性。假設醫師的收費分成頂級、上級、普通的話，富豪當然都會要求頂級的治療，但一般人就只能委託普通治療了吧。這就表示醫療界為一種不含資本主義競爭原理色彩的法規產業。

第二點，只要是同樣的療法，各家醫院的收入就是相同的。所以不管醫院蓋在哪裡都一樣。也就是說位於東京高地價的中心地段，與位在土地廣闊的地區醫院收費都不變，考慮到地租、人事費等支出，地區醫院在經營上乍看似乎比較有優勢，不過市區跟地區醫院申請換病房的差額便相差甚多，例如市區的個人病房通常一晚要價一到兩萬日圓，而地區醫院就相對比較便宜。

花越多錢在癌症治療上，就越有可能治好嗎？

那麼，不僅止於保險有給付的療法，病患花在癌症治療上的費用越多，就越有機會治好嗎？這是一個很難的問題，但我還是盡力為各位解答吧。

雖然這不是依據數據得到的結果，但就我個人經驗，「這點對極少數的癌症患者而言，回答是YES」。不過我先聲明，我並不認為這是一種好現象，如果這種情況越發嚴重，就會變成像美國那樣「有錢長壽，沒錢早死」的社會。

至於，治療總額花費越多就越有利嗎？

關於此點應關注在「資訊蒐集」。蒐集癌症治療的資訊的確需耗費相當多的時間與金錢，但並不是代表「只要花錢就能取得厲害療法的情報」。我再度聲明，無論是東京大學的教授、癌症中心地位最高的醫師、我的治療、還是你居住地的市立醫院醫師所用的療法都沒有什麼不同，我們都是採用最有科學實證根據的治療，也就是正規療法。

但是，在日本若要諮詢第二意見或第三意見等等很昂貴，而且大部分類似機構若非平日白天時段的話就沒有營業，勢必得在上班時間請假去醫院，在這層意義上也算是很花錢吧！不過，還是別在這種地方太小氣比較好。

Column

「先進醫療」是必要的治療嗎？＊6

接下來的主題是「先進醫療」。

所謂先進醫療，是日本厚生勞動省指定的最新療法。這種療法的名稱雖然有「先進」兩個字，但其實不算符合其字面意義。先進醫療指的是「也許往後會列入健保給付治療之中，如同候補項目的新型療法」。

順帶一提，健保給付療法的有效性及安全性都已經過確認，民眾能夠以折扣價格（大部分的人只要負擔三成費用）接受治療。關於這些療法的檢查、手術、藥物等等全部項目都有詳細規範，並記錄在有如字典般厚重的書中。

由此可知，先進醫療是一種以列入健保給付治療為目標的療法。大家要先明白，這雖然是一種新型療法，但不等於它是超越健保給付醫療項目的「先進」技術，它只不過是還差一點就可以列入健保的療法。此類療法尚未被列入醫療保險的原因，大致上就是因為其有效性與安全性還沒獲得證明。正常而言要列入保險項目，條件是必須具備明確的效用及安全性。

儘管以前曾有實證不夠嚴謹的療法通過門檻，但現在都有經過嚴密審查。

以下是厚生勞動省針對先進醫療提出的定義，提供給大家參考：「以未來將納入醫療保險項目之一為前提，允許目前尚不屬於保險對象之先進醫療技術與健保給付醫療併用。」（引用自日本厚生勞動省官網「先進醫療之概要」）

先進醫療種類多達九十四種（截至二〇一九年四月一日為止），其中許多是與癌症治療有關，如治療癌症的放射線治療（重粒子放射線、質子治療）、或投入抗癌藥物的療程、特殊手術方式（機械手臂手術或腹腔鏡手術）等等。除癌症之外，還有針對憂鬱症的電磁刺激療法、遺傳基因檢查、肝硬化治療、器官移植之類的各種項目。

可是，先進醫療不屬於健保給付對象，需要全額自費。這時病患會遇到金錢難以負擔的問題。

一般而言，政府禁止健保給付醫療（因指定病名住院，已做過必要的抽血檢查與點滴）與非健保給付的療法（自費治療項目）相互配合進行（混合治療）。但不知為何牙科卻能讓裝金牙的自費手術搭配其他健保給付的治療項目。我以前曾經問過厚生勞動省的職員這件事，結果似乎是因為日久成習。不過先進醫療卻能做為例外，配合健保給付治療一起進行。但先進醫療必須全額支付，根據不同項目，有些要價超過三百萬日圓。

先進醫療的現況

現在有哪些已實際施行的先進醫療項目呢？我從具體的項目之中挑出與癌症有關的先進醫療種類，將一年實施超過一百次以上的療程按次數多寡，依序列舉前五項（請參閱左頁）。件數為一年間的統計數量，費用則是單件先進醫療所需花費。執行療程時通常會包含其他健保給付的治療項目，所以實際真正金額會再高一點。住院日數為接受該項先進醫療所需的平均住院天數。

我稍微替各位講解一下。實施次數最多的「質子治療」是在不切開身體的情況下，利用放射線殺死並治癒癌症的治療。雖然我在第二章已提過放射線治療，但這個療程使用的是不同的放射線類型。

先進醫療項目	一年總件數	單件費用（日圓）	平均住院天數
質子治療	2319	276,5086	12.6
重粒子放射治療	1558	314,9172	7.0
磁振造影與超音波影像融合攝護腺切片檢查	207	11,0223	2.1
腹腔鏡子宮全切除手術	185	71,9811	14.8
抗惡性腫瘤藥物治療之抗藥性基因檢查	147	3,5382	46.3

出處：引用自中央社會保險醫療協議會「截至 2017 年 6 月 30 日為止已進行之先進醫療實績報告」

「重粒子放射治療」類似質子治療，也是利用特殊的重粒子放射線進行療程。「磁振造影與超音波影像融合攝護腺切片檢查」則是針對疑有攝護腺癌的病患，在疑患病部位做穿刺切片檢查。

針對子宮部位癌的手術一般會在腹部切開大傷口（稱為開腹手術），相對於此的「腹腔鏡子宮全切除手術」改用腹腔鏡手術的方式，只在腹部留下約五道小傷口便能摘除子宮。

「抗藥性基因檢查」是在癌症病患接受抗癌藥物治療前，對遺傳因子先進行檢查，確認「抗癌藥物是否能確實起效果（有沒有抗藥性）」。透過這個檢查可以事先知道藥物會不會起效用，而選擇要不要使用抗癌藥物，畢竟沒有其他事情比明明沒效果，卻還要受副作用折磨還痛苦了。

*編按：質子治療在臺灣也尚未納入健保，所費不貲。其療程時間會依腫瘤大小與位置而不同，而費用又因療程時間長短而異。以臺灣首座創設質子醫療設備的林口長庚醫院為例，三年累計約一千五百件病例，平均費用從三十萬到八十萬不等，越複雜的情況，費用甚至高過百萬。

該投保有關先進醫療的特約保險嗎？

從前述內容得知，先進醫療需要高額的費用，那我接下來就來回答「該不該投保人壽保險公司的先進醫療相關特約險」。

這個問題實在太難了，加上每一個人對於保險有不同的看法，有些人希望自己萬一病逝之後能留下一大筆錢給家人，另一方面也有人認為死後才拿到錢毫無意義，所以只投保低額的死亡保險，只著重在生病期間能有較好的保障。因此我在這裡只是陳述事實，基本上還是建議各位自己做決定。本小節內容除了我從擔任壽險公司商品開發的人那邊得到的資訊，最後還有補充我自己的想法。

首先是第一個事實，「要發展到可選擇先進醫療的可能性並不如想像中高」，不過很可惜地，我們不可能用正確數值推算出可能性有多低。

比如我們前面提到的質子治療、重粒子放射治療在癌症患者之中，約有幾成的病人是只有先進醫療這個選擇又具備良好醫療適應性呢？我們無法正確估算出分母，但有一個數字可以供我們當作參考值，那就是一年內被診斷出罹癌的新病患約有八十六萬人這個事實。（引用自二〇一四年日本國立癌症研究中心・癌症資訊服務「最新癌症人數統計」）

這些人裡面，大部分的病患應該都會選擇接受治療，同時我們將前面那五項先進醫療的次數加總，得到總數為四千四百一十六件。換句話說，我們可以粗略估算1000000÷4416＝226，也就是二百二十六人之中會有一人接受先進醫療。不過這些病例中，並不包含因為無法支付費用而放棄的人，所以實際上也許有更多身體條件上能採用先進醫療的人。

換言之，在全部罹癌人數中至少二百二十六人就有一位會思考「要不要接受先進醫療」。雖說這是非常粗略估計的數字，但仍可以做為參考。至於這個人數比例，每個人各自會有不同看法。

第二個事實是目前實施的癌症先進醫療項目中，大多以重粒子放射治療與質子治療為主，但這些手術動輒要價約三百萬日圓。有不少人罹癌後選擇辭去工作專心治療，收入因此減少，這種情況下要他們拿出上百萬，實是一筆相當高額的支出。

屬於我專業領域的大腸癌裡面，遇到直腸癌局部復發的情況也會採用重粒子放射治療或質子治療等先進醫療。所謂局部復發，是指已將原先罹癌的部位手術摘除後，又在該部位附近出現腫瘤。直腸癌局部復發的病況，由於所在處臨近掌控排尿或勃起的神經，或者控制腿部動作的神經，所以不是任何情況都能動手術摘除。

儘管這種情況算不上常見，但不幸遇到的患者就會聽到醫師這麼說：

「很遺憾，您體內有局部復發的情況，沒辦法動手術摘除。您可以選擇用放射線治療，或者要不要試試先進醫療的重粒子放射治療還是質子治療呢？選擇先進醫療的話需另外自費三百萬日圓，您意下如何？」

病人聽到這番話肯定會陷入苦惱，都已經因為癌症復發深受打擊了，還得煩惱錢的事情，我們絕不能忽視這種精神上的重擔。

讀到這裡，各位一定會想說「那醫師到底推不推薦投保先進醫療特約保險啊？」考量前述選擇先進醫療的人數頻率與費用，我們該怎麼決定呢？雖說大部分先進醫療特約險本身的金額都不高，但這也是因為特約險只是一種附加條款，當事人仍須簽署基本合約。

有關此點，我詢問過曾擔任壽險公司商品開發的人。特約保險的金額設定都不高的原因，似乎是因為「罹癌機率 × 能接受先進醫療的機率」很低，所以特約險本身的保費設定都很便宜。況且能不能使用先進醫療還有地區性的問題，也就是說，居住地附近有提供相關項目的醫院就很方便，但若距離遙遠，要接受先進醫療的困難度就會增加。儘管目前提供先進醫療的機構並不多，但等到設備與接受先進醫療的人數增多，保險就可能會變成赤字。出於這個考量，市面幾乎沒有單獨保障先進醫療的保險，都是醫療險加癌症險的成套方案。

這麼說來，未來先進醫療特約險不會慢慢調高保費嗎？關於這個，對方說：「有一段時間，有些保險會以五年或十年為單位續約，但由於保險業界的競爭，最近保費永不改變的終身型保險開始變多了」。

此外，即使病患願意到遙遠的機構接受先進醫療，仍需要額外的交通費、陪行者的住宿費等等，所以除了先進醫療本身的實際費用之外，近來還有額外支付臨時支出型的保險。部分提供先進醫療的醫院也有另備住宿設施，也許稍稍降低了「千里迢迢」的困難度。

請各位綜合上述內容自行判斷。

我自己目前則是沒有投保醫療險，所以也沒有先進醫療特約險。我個人認為國家的公共保險已足夠完善，加上有高額醫療費用補助制度，對我來說，現在並不考慮投保醫療險。

另外，本節所提到的先進醫療項目僅是統計從二〇一六年七月一日到二〇一九年四月一日期間的數據，隨著年度不同也會有很大的改變。因此這些名單中，有些也會慢慢變成健保給付醫療的項目。

最後我要聲明，我對先進醫療所持有的個人意見，雖已盡可能保持中立態度下筆，但我所任職的醫院中有許多病患也接受了先進醫療項目之一的質子治療，因此可能會有不夠客觀之處。

*1 部分內容修改自日經產業新聞連載「連達比修有選手也引發眾怒，市面會出現荒唐『健康書』的原因」
https://business.nikkei.com/atcl/seminar/19/00135/00002/?P=3&mds

*2 https://ganjoho.jp/med_pro/med_info/guideline/guideline.html

*3 https://www.buzzfeed.com/jp/seiichirokuchiki/suzuki-katsumata-tsugawa

*4 http://www.ejim.ncgg.go.jp/public/hint/c03.html

*5 https://ganjoho.jp/hikkei/chapter2-2/02-02-02.html

*6 本章參考自日本厚生勞動省官方網站「關於先進醫療之概要」
先進醫療屬於日本特有的醫療制度，此篇文章討論此種醫療於日本的施行現況，以及民眾在意的醫療保險問題，於臺灣並不適用，僅做為資訊參考。

終章

關於罹癌這件事

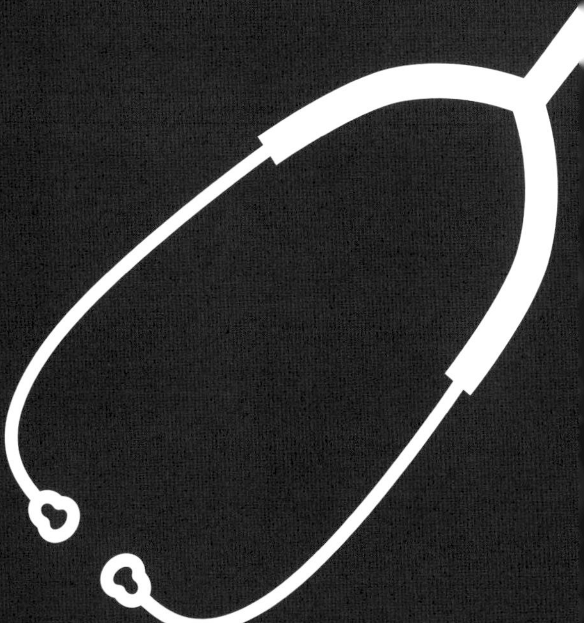

✚當家人有一天得到癌症……

謝謝各位讀者耐心讀到這裡，最後一章談的不是本於數據的客觀議論，而是我的個人淺見。我是一位執業超過十年的平凡外科醫師，既不是教授，也沒有特別驚人的成就，只是個在日本福島縣的醫院擔任醫師的三十九歲男性。

你們只要把內容當成「某位醫師的真心話」來閱讀就好了。

我所認為的正義，也許不是其他癌症醫師心中的正義，而我看重的事情，對其他醫師而言可能根本無所謂。即使如此，我仍認為自己身為一介平凡醫師，將心中感受化為言語傳達給他人是有意義的，為了或多或少將這份價值呈現給閱讀本書的各位讀者，我會極盡所能，真誠仔細地敍述每一句話。

那我們就進入正題吧，這段內容毫無疑問是我本人——中山祐次郎的真心話。

腦袋忽然一片空白的那一天

自己罹患癌症當然是很嚴重的事，即使不是自己而是家人得到癌症，生活上也會很辛苦，幾乎每個人一生中都會有過這樣的經驗。畢竟現在是每兩人就有一人罹癌的時代，很少有人「家族中都沒有親人得到癌症」。你的家人、好朋友、親密的人都有可能罹癌，這一小節即是要談論遇到這種情況時該怎麼去應對。

當你的家人被診斷出癌症，你勢必會感到強烈震驚，好幾天都無法專心工作，心中不斷祈求「是醫師診斷錯誤」，或是「希望還是初期，還有機會把病治好」。

我也過這樣的經驗。因此我知道遇到家人被診斷出癌症，當事人肯定會受到沉重打擊，內心痛苦不堪。

病患家屬是「第二患者」

大家聽過「第二患者」這個名詞嗎？這個名詞代表罹癌者的家屬就如同「第二位病患」，跟患者一樣承受著痛苦。我是看到一位漫畫家因丈夫罹癌，出版了一本名為《今日から第二の患者さん がん患者家族のお役立ちマニュアル（暫譯：今日起我是第二患者・

癌症病患家屬的幫助指南）》（青鹿優／小學館）的作品，才第一次知道有這個名詞。

「第二患者」這個名詞可說是十分貼切地道出病患家屬面對的勞苦，病人本身當然很辛苦，但是他的家人也跟他一樣，有時甚至比本人更痛苦。

病患被診斷出癌症的時候、為選擇進行何種療程而苦惱的時候、在治療期間承受疼痛與反胃感的時候、還有萬一不幸復發的時候……，而最難受的莫過於看著患者離世的時候。病患家屬會不斷受到一波接一波如同這樣的打擊，在那些時刻，他們不僅必須安撫自己內心的不安，還要承受患者的心情起伏。更何況，他們自己沒有得到癌症，所以得一直強裝鎮定地生活。

我雖是外科醫師，但時常會從頭至尾陪著癌症病患走過病情變化，也就是從診斷出癌症，經過手術、抗癌藥物、緩和療法以及送他們走完最後一程這整個過程。多年過去，我與每個病患長期相處的期間，不只是患者本人，我跟他們家人也有很密切的來往。

當病患進入癌症末期後，我跟患者家屬又更常說話了。醫師通常很少直接告訴患者「你只剩三個月」這類的話，可是我們大部分會告知家屬評估的預後情況（從現在起還能活多久的判斷）。

因此，只有我跟病患家屬單獨討論的時間會逐漸變多。部分病患家屬甚至會因為擔心而每天來找我詢問。我看著他們，深刻體會到病患家屬為了當事人的病情是多麼地不安。

這些經驗讓我有時甚至會覺得，他們說不定過得比患者本人還痛苦。也許，他們所承受的要遠比「第二患者」這個名詞更加沉重。

這件事如同降雨一般自然

我想告訴身邊有家人罹癌，或者重視的人不幸得到癌症的人一些話。

首先，希望你能先明白一件事，「你自己也跟病人一樣，甚至比他們更難受」。這句話乍聽之下好像很絕望，不過曉得「家人也一樣會很痛苦」這一點，或許能多少減輕精神負擔，而且你可以坦率地說出你的「難受」，也可以向別人抱怨訴苦。

你不需要單方面承受罹癌患者的所有痛苦。

當病人接受難熬的治療期間，我覺得你可以出去玩，也可以去吃美食，不必一直勉強自己假裝開朗樂觀。我甚至認為，你有時也可以陪著病人一起經歷低潮。

你對患者的心意多寡，並非建立於你替他做了什麼，或是為了對方自我犧牲多少。**你一如既往充滿活力地開心生活，也是為病患著想。病人自己也希望身邊的人能過得開心。**

接下來我會說一些好像在觸霉頭的話，儘管我曾猶豫要不要寫這一段，但我認為自己應該這麼做，所以就老實寫下來。

萬一，你重視的人不幸因病去世了。

癌症是一種可恨的疾病，雖然我每天都在與它搏鬥，但我也不是次次皆贏。癌症真的很可恨，它奪走我好幾位重要的人，害我重視的人因它吃盡苦頭。

即便如此，**罹患癌症並去世，其實就如同天降雨水一樣自然**。雨水會淋濕我們的身體，若沒有撐傘甚至可能會感冒。但是雨水必然會落下，不論你多麼強烈反抗，老天爺一定會下雨。人的生命也是如此，世上所有生物的生命總有一天都會走到盡頭，死亡率是百分之百，無論是正在讀此書的你，還是寫這本書的我，我們彼此終究會迎來生命的結束。

而癌症也只是生命結束的其中一種形式。正因我每天都會面對癌症，所以現在才有這樣的體悟。

世上沒有任何疾病或損傷會令人感到舒適，也沒有任何一種是受人歡迎。

但若一定要選一種來拉下人生帷幕，也許癌症並不是那麼糟糕，因為癌症這種病的慈祥處，在於大多離生命最後一刻還有些許時間上的緩衝。儘管這會因人及癌症種類而定，但通常還會有數個月到數年的時間。就在這段緩衝期間，病人可以去見想見的人，去看想看的風景，也許能夠成為一段好好告別的時間。

當醫師多年，時常會遇到受重傷即刻死亡的人，或是發病不到數分鐘就死去的人，對病患本身而言也許這樣比較輕鬆，可是站在家人的立場，親人有一天忽然病倒後就再也沒機會跟他說話，那種悲痛的心情肯定無法估計。從這一點來想，癌症還會留給病人與家屬做好內心準備，以及坦白將想說的話說出來的機會，或許實際上並非那麼糟糕。這也許是一種近似放棄的想法，但我的確這麼認為。

罹癌確實不是件好事，可是……

每當談論癌症時，我都會想起一位無法忘記的朋友，她名叫山下弘子。她十九歲時發現罹患肝癌，長年與病魔抗爭，後來在芳齡二十五歲時病逝。我認識她當時，她就已經在跟癌症搏鬥了。用搏鬥來形容實在是不太適合她，因為接受抗癌藥物治療期間，她還去攻頂富士山，去國外旅行，也經歷過戀愛，我跟她可說是一起走過來的。

她曾經這樣對我說過：「雖然治療很辛苦，可是我能斷言幸好我能得到癌症。因為若不是癌症，我也不會認識阿祐（她都是這樣稱呼我）或是其他的人，也不會這麼認真思考人生的事。」

她說「幸好能得到癌症」，但我無法認同這句話。

每當我回想起她笑著說「等我變成老奶奶的時候」，總是會覺得她肯定很想活下去而感到悲傷。就像我到目前為止寫的這些內容，她大概是強迫說服自己那無法實現願望的心情吧。

不過人終將一死，至少最後能有緩衝的時間也好，這樣的想法或多或少安慰著我。如果是轉眼就死去，連道別都來不及，就無法向對方表達他對自己有多麼重要了。

上述是我身為治療癌症的醫師，以及因癌症失去重要朋友的人，給大家的真誠告白。

✚當得知自己罹癌時……

前面我們都是從病患家屬或朋友的立場出發，現在我想談談當你自身被診斷出癌症時的情況。

萬一不幸得到癌症，最初想必會過於震驚而什麼事都做不了吧！精神層面的打擊就是你會面臨的第一道難關，到不習慣的醫院就診也會對你造成精神壓力，還要面對不明所以的漫長等待時間、態度高傲的醫師、蒼白的牆壁……

病情也會對你的工作和家庭方面造成影響，在外上班的人有很多事會受限，就算只是在家中做家事，也很難再像以前一樣。加上很多人罹癌之後，收入便開始減少，對未來的不安油然而生。另外也有不少人選擇不說出罹癌的事，甚至視情況隱瞞病情，繼續照常生活。這樣的人之中，有的人是不想讓別人擔憂，也有人是認為被說東說西很麻煩，這些想法其實都會帶來莫大的壓力。

你必須承受這些無數的精神壓力。

除了罹癌這個事實，周邊的事情也會讓你的心受到疲勞轟炸。我希望你能先知曉這一點，如能先明白這件事，也許你會感到「原來說的是這個呀」，稍微緩解內心的疲憊感。

在這裡列下我於前一本著作中提到，「被告知罹癌時」應該向醫師詢問的三個問題。

1. **醫師熟悉這個癌症的治療嗎（一年會替幾名相關疾病患者看診）**
2. **醫師計畫要如何排定檢查跟治療的行程**
3. **我跟家人能做些什麼**

有很多讀過我前作的讀者，對這三個問題有很好的迴響，他們說「很有幫助」、「終於知道能問醫師什麼了」，不過有不少人覺得「第一個問題很難開口」，那麼你也可以在網路上搜尋醫師的名字，應該能取得某程度的資料。基本上只要是具備專科醫師或認證醫師的資格，大概就擁有標準程度的知識與技術。

「為什麼是我？」來自醫師的答案

我們前面談過你自己被診斷出癌症，或是你的家人得到癌症時的狀況。

接著我想回答「為什麼是我？」「為什麼是我的家人？」「為什麼不是其他人得到癌症？」這幾個問題。

我們先從醫學角度開始解釋，目前的醫療技術還不能判斷為什麼是你得到癌症的確切原因。一個人會罹癌的原因實在太多，更不能用單一原因概括而論。我認為癌症的起因大概會有十或二十個，視情況甚至有多達約一百種原因夾雜在一起。

其中原因也許是抽菸、過度飲酒，或者是飲食不健康、家族遺傳體質、工作上的內容或關係、過勞或運動不足，就連年齡增長也可能是原因之一。

要將這些原因從宛如糾結的毛線球中解開，拉出數條毛線，可是說極度困難。不對，應該說是完全不可能的任務。況且就算能成功解開，也無法用「年齡四〇％、遺傳基因二五％、運動不足一〇％……」這種罪惡的比例法表示出來。就算我們真能照這樣標示，似乎也是無能為力。

基於前述的想法，我得到的結論是：現代醫學無法回答「為什麼是我得到癌症？」這個問題。

那麼改從別的觀點來看呢？例如遺傳學上有一種說法，他們說人體只是遺傳基因為了代代傳承的一種「載體」，若是如此，就算說我們體內裝設著到達某一年齡的個體就會自動消滅的機制，那倒也不奇怪。

或是環境學的專家們也許會這麼想：從整體地球生態系的角度切入思考，只有人類過度繁衍未免十分奇怪，所以人類早已被設定為到達某特定年齡就會死亡，以維持地球生態的整體平衡。

無論是哪種說法好像都讓人傷腦筋呢！即便像這樣尋找整體原因，對我們這種小小的個體而言也沒有絲毫幫助。

如此想來，我們只能提高思考層次，從其他崇高的視點來思考。為什麼人會出生？為什麼人會死亡？為什麼人會走上得到癌症的命運？從這些問題來切入。

醫學可說完全沒辦法回答這類問題，我們只能轉而向哲學、宗教等方面來尋求解答，亦或是文學、美術一類，也許能得到滿意的答案。

綜合這些角度思考，我只能告訴你一句話：

「得到癌症不是你的錯，也不是任何人的錯。」

我很猶豫要不要老實寫出來，其實包含我在內的大多數人，都認為癌症是一種無法躲避的疾病。我有許多患者跟重要的人都因癌症病逝，而且我每一天都在跟癌症搏鬥，所以我很不想說出這種喪氣話，可是這的確是我身為醫師現階段的想法。

因此我認為罹癌這件事就跟上天降雨一樣自然，這既不是你的錯，也不是其他人的錯，更不是早知當初就該如何如何的問題，還請患者千萬不要苛責自己。

就讓我把這段化為文字的真心話，做為本書的最後結尾吧。

探病時該注意的事

有些人可能會需要去醫院探視因癌症住院治療的病人，對此我要以醫師的立場，向大家說一些該注意的地方。

講這個也許不太中聽，但有一定人數的癌症病患其實不喜歡別人來探病，他們有時會拜託我或護理師，說：「我實在不想見他們，請幫我拒絕別人來探病。」因為有人來探病，他們就會有所顧慮，更主要的是病人容易因此感到疲憊。希望大家明白癌症病患，特別是須住院治療的患者，其實平常就已經很消耗體力了。

很久以前還常常會有病患明明活力旺盛，但為了檢查卻要住院一個月的情況。不過現在已經沒有這種待遇了，現在都會盡可能縮短病患的住院天數，長期住院對院方而言其實是一種損失。

造成這種現象的背景原因，不只是國家整體醫療費用不斷提高，加之療程、檢查的技術愈來愈發達，即使病人當天往返於醫院，能做的事情也變多了。如今大部分抗癌藥物治療都是透過門診，也有許多病人接受放射線治療時並不住院。而動手術的患者，等身體恢復到一定程度就會盡早請他們出院。以我為例，由我執刀的大腸癌手術患者，很多都是術後六到八天就出院回家了。

在這樣的時代，住院期間通常都是病患身體狀況不好的時候，若病人恢復精神通常就已經出院了，因此要找一個好時間去探病絕非易事。也許是因為這樣，有些人不喜歡別人來探病。

探病時宜帶與不宜帶的東西

有一些物品不建議在探病時攜帶給癌症病患。

・生食（如壽司等）

・味道強烈的東西

本來就有不少醫院禁止攜帶生食進入院內，加上癌症治療的病人因白血球減少，會出現免疫力變差的情形，原則上禁止食用生食。

大家也要避免攜帶味道強烈的物品，如花朵或精油類物品。病人接受抗癌藥物治療時，嗅覺會產生變化，對許多味道會產生排斥感。嚴重者甚至會討厭飯的味道，導致無法進食。部分醫院還會為此特地準備掩住白飯味道的無味醫院餐。

那探病者可以帶什麼去呢？我對此也沒有想法，不過我的一位外科醫師朋友，同時本身也有住院經驗的山本健人醫師，曾在他的部落格推薦永生花。永生花既不需要換水，也沒什麼味道，的確是個好選擇。

除此之外，山本醫師還推薦以下探病禮物。

- 面紙（一到三盒，平常不會買的高級面紙）
- 可愛的一次性免洗筷或湯匙、叉子等餐具
- 電視儲值卡（再加禮物袋＋留言卡）

山本醫師說：「長期住院經常會用到面紙，非常實用。在日本的醫院，電視儲值卡通常會跟冰箱一起共用，連不常看電視的我都消耗很快。

雖然我會從家中攜帶筷子跟湯匙到醫院，但身體不舒服的時候還要自己清

洗實在很累。」

原來如此，病人在床頭幾乎都會放面紙備用，所以永遠不嫌多。而每家醫院的病房電視與冰箱的系統不同，請先到病房確認過後再決定比較好。另外病人使用一次性的筷子或湯匙確實是比較輕鬆，歡迎大家參考他的建議。

結語

「可以的話我不想去做檢查，就算有病，那就最後一刻再發現就好了。」

這是前陣子發生的事。當我正在説服父親去做篩檢，苦苦哀求他「好歹你兒子是醫師，拜託你去做篩檢吧！」他卻斬釘截鐵地對我説出這句話，還補了一句：「得知罹癌後就要承受漫長的精神折磨，倒不如無力回天時再發現自己生病比較好。」

他這番話令我大受衝擊。我父親算是比較理性、講求道理的人，居然會説出這樣的話。儘管我再三嘗試説服他，最後還是只能放棄，這也讓我深深體會到每個人對癌症都有不同的想法。

後來這件事成為我寫作本書的一個動機。

我希望大家能在清楚了解癌症正確資訊的前提下，依照個人想法來做判斷。

我想，世上恐怕沒有人對「癌症」抱持良好印象吧？大部分的人光是聽到病名就會產生排斥感，就連一天要聽到或提到這兩個字超過三十次的我，也有一樣的心情。

近三十年來，大家面對癌症的狀況有了大幅的改變。過去癌症是一旦得了就沒救的「不治之症」，醫師跟家人通常會隱瞞當事者病名，告訴他是胰臟炎、胃潰瘍之類的假病名，直到當事人身體日漸虛弱，自己才慢慢察覺真相，這是以前的正常情況。

但現在時代改變，癌症開始逐漸變成「可治之症」，雖說不是百分之百，但生存率已經提高不少。如我專門治療的大腸癌，過去得到惡化階段最快的第Ⅳ期患者，通常只能再多活半年，到了現在平均可以活將近三年，醫界也有找到治療的方法。

儘管如此，癌症仍是我們很恐懼的疾病。

本書的基本內容是將現階段所知的癌症療法與預防做法，用淺顯易懂的方式介紹，並且闡述從專科醫師的經驗中所獲得的意見，再加上我個人的感受，綜合業界內部的趨勢走向等等角度書寫而成。

這不是一本勁爆的爆料書，但為了揭露真相，我煞費苦心地對癌症治療的核心抽絲剝繭，要將本質呈現給各位讀者。只要是必要資訊，即使是危害到其他人利益的事情，我也毫不顧忌地寫出來。在這個業界有許多對各位讀者有益的情報只有圈內人才知道，但是沒有人說出來，而我便是將這些內容老老實實地寫進這本書裡。

為了讓受癌症折磨的病患，或是他們的家屬、朋友多少減輕一點壓力，以及告訴害怕癌症的人今天開始該做些什麼，寫作本書的時候，我特別堅持要傳達真相的信念。

即使罹患癌症，也絕非世界末日，得到癌症並不是你的錯，而且也不必過度恐懼癌症，這是我想傳達給大家的訊息。

我很感謝本書的編輯坂口惣一先生請我執筆寫作此書，且為我訂定這個對醫師而言十分難以下筆的主題。既然我會感到難以下筆，就表示這些都是讀者們最想知道的事情。

此外，本書還請了兩位對癌症十分了解的專家負責監製。一位是目前於美國國家衛生研究院擔任病理醫師的峰宗太郎醫師，另一位是美國埃默里大學溫西普癌症研究所的大須賀覺醫師。我請兩位醫師過目全文，從本書核心到細部內容點出許多須修正之處。歸功於兩位醫師的監修，本書可以稱得上是沒有混雜作者個人想法，或因誤解產生的錯誤，實在是非常感謝他們。

而本書最難的部分──「癌症篩檢」篇章，則是請來了任職於京都大學大學院醫學研究科，專攻社會健康醫學，擅長健康資訊學領域的中山健夫教授監修。中山健夫教授本身是醫師兼健康資訊學專家，能請到他從這個立場替我檢視有關癌症篩檢整體狀況的內容，真的感激不盡。

除了他們之外，還有我在寫作前一本著作《外科醫師的真心話》一書時，在群眾募資平台Makuake支持我的一百七十位朋友組成的製作企劃團隊。他們從出書企劃階段就不吝給予許多建議，其中不乏專家，或是曾罹癌的人，從他們的立場給我非常寶貴的建議。沒有各位的指教，本書絕無可能達到這樣的成果，容我向你們致上十二萬分的謝意。

我還要衷心感謝我的太太，她不但要全天候工作，還替我打理家事，甚至幫我修正原稿超過二十處的錯誤，謝謝妳總是包容因執筆過程艱辛而任性發脾氣的我。

這一本書匯集了我從超過一千位病患身上所學到的事情。你們所面臨的孤獨、痛苦，我是否有好幾次都視若無睹？你們對抗病魔的模樣，直到現在仍在我心中持續綻放著勇敢的光芒。

最後我深深希望本書能替癌症患者，以及他們的家人、朋友，還有恐懼癌症的人帶來力量。懷著這份期盼，我暫且停筆於此。

中山祐次郎　於福島縣郡山市自宅

台灣廣廈國際出版集團
Taiwan Mansion International Group

國家圖書館出版品預行編目（CIP）資料

得了癌症怎麼辦？：從罹癌成因、療法選擇、醫病溝通到癌後生活，日本抗癌名醫寫給患者和家屬的第一本書 / 中山祐次郎作. -- 初版. -- 新北市：蘋果屋, 2024.02
面； 公分
ISBN 978-626-97781-5-7（平裝）
1.CST: 癌症 2.CST: 健康照護 3.CST: 醫病關係

417.8　　112020058

蘋果屋
APPLE HOUSE

得了癌症怎麼辦？

從罹癌成因、療法選擇、醫病溝通到癌後生活，日本抗癌名醫寫給患者和家屬的第一本書

作　　者／中山祐次郎
譯　　者／王淳蕙、鍾雅茜
編輯中心編輯長／張秀環・**編輯**／蔡沐晨、陳虹妏
封面設計／何偉凱・**內頁排版**／菩薩蠻數位文化有限公司
製版・印刷・裝訂／東豪・弼聖 / 紘億・秉成

行企研發中心總監／陳冠蒨
媒體公關組／陳柔彣
綜合業務組／何欣穎
線上學習中心總監／陳冠蒨
數位營運組／顏佑婷
企製開發組／江季珊、張哲剛

發 行 人／江媛珍
法 律 顧 問／第一國際法律事務所 余淑杏律師・北辰著作權事務所 蕭雄淋律師
出　　版／蘋果屋
發　　行／蘋果屋出版社有限公司
地址：新北市235中和區中山路二段359巷7號2樓
電話：（886）2-2225-5777・傳真：（886）2-2225-8052

代理印務・全球總經銷／知遠文化事業有限公司
地址：新北市222深坑區北深路三段155巷25號5樓
電話：（886）2-2664-8800・傳真：（886）2-2664-8801
郵 政 劃 撥／劃撥帳號：18836722
劃撥戶名：知遠文化事業有限公司（※單次購書金額未達1000元，請另付70元郵資。）

■出版日期：2024年02月
ISBN：978-626-97781-5-7